Thorsten Bücker

Teamorganisation mit Primary Nursing

Thorsten Bücker

Teamorganisation mit Primary Nursing

Ein systemischer Organisationsentwicklungsansatz im Krankenhaus

schlütersche

Bibliografische Information der Deutschen Bibliothek
Die Deutsche Bibliothek verzeichnet diese Publikation in der Deutschen Nationalbibliografie; detaillierte bibliografische Daten sind im Internet über http://dnb.ddb.de abrufbar.

ISBN-10: 3-89993-155-6
ISBN-13: 978-3-89993-155-6

Thorsten Bücker
Schulstraße 10
49492 Westerkappeln

Thorsten Bücker ist Krankenpfleger, Pflegefachkraft im mittleren Leitungsbereich und cand. Dipl.-Pflegewirt (FH). Neben seiner klinischen Leitungstätigkeit arbeitet er als freiberuflicher Dozent in der Aus-, Fort- und Weiterbildung und als Berater für Führungskräfte in der Pflege.

Die im Folgenden verwendeten Personen- und Berufsbezeichnungen stehen immer gleichwertig für beide Geschlechter, auch wenn sie nur in einer Form benannt sind.

Satz: PER Medien+Marketing GmbH, Braunschweig
Druck und Bindung: Druckhaus »Thomas Müntzer« GmbH, Bad Langensalza

Inhalt

Vorwort

Während einer mündlichen Prüfung im Studienfach Pflegemanagement an der KFH Osnabrück ist mir während einer interessanten und kontroversen Diskussion mit meinen Prüferinnen sehr deutlich geworden, wie wichtig jetzt neue Konzepte für Krankenhäuser sind, mit denen sich die innerbetrieblichen Systeme optimieren lassen.

Krankenhäuser sind Dienstleistungsunternehmen. Sie müssen sich im DRG-System und hinsichtlich der gesetzlichen Qualitätsansprüche behaupten und sind zudem einer starken Konkurrenz ausgesetzt. Es ist für kein Krankenhaus einfach, eine Nische in diesem Markt zu finden und dauerhaft zu halten.

Die neuen Anforderungen verunsichern aber alle Beteiligten und überfordern sie auch. Es herrscht ein gesteigerter Beratungsbedarf, dessen zentraler Punkt die Organisationsentwicklung pflegerischer bzw. interdisziplinärer Prozesse im Krankenhaus ist. Wichtig ist dabei, dass dies aus einer systemorientierten Betrachtungsweise heraus geschieht.

Vor allem die Pflege muss jetzt ihren Beitrag leisten. In vielen Kliniken hat sich inzwischen gezeigt, dass unter ärztlichen und betriebswirtschaftlichen Einflüssen zwar Einsparungen und Umstrukturierungen (vor allem im Personalbereich) erfolgten. Aber diese Änderungen waren kurzfristig, linear und eher funktional, der Erfolg eher selten.

Der hohe Kosten- und Leistungsdruck, der auf den Krankenhäusern lastet, zwingt zu einem Umdenken und zu einem mittel- bis langfristigen Erfolgsansatz. Genau hier kommt das Pflegemanagement ins Spiel. Hier können Möglichkeiten aufgezeigt werden, wie im systemischen Kontext sowohl die Effizienz als auch die Effektivität verbessert werden können. Ein interessantes Konzept innerhalb der Organisationsentwicklung (OE) stellt die Teamorganisation mit Primary Nursing dar.

Teamorganisation mit Primary Nursing ist ein interdisziplinäres Organisationsentwicklungskonzept. Medizin und Pflege haben ihren zentralen Stellenwert und bilden miteinander eine zukunftsweisende, prozessoffene und DRG-konforme Plattform.

Dieses systemische Konstrukt kann u. a. von der Pflege initiiert und entwickelt werden. Über die Umsetzung berichtet dieses Buch. Es ist so aufgebaut, dass jeder Beitrag für sich gelesen werden kann. Über die Verknüpfung wird der Leser konzentrisch auf den Lösungsweg geführt.

Für viele aus dem Bereich der Pflege, aber auch für die Mediziner ist dieser neue Ansatz der Teamorganisation befremdlich. Altbewährtes zählt nicht mehr, Rollen werden neu definiert. Die Vormachtstellung der Mediziner könnte schwinden. Doch der bisherige Weg kann im DRG-System nicht weiter verfolgt werden, in der klinischen Praxis muss ein Umdenken stattfinden, um auf die neuen Rahmenbedingungen flexibel reagieren zu können. Teamorganisation mit Primary Nursing ist ein solcher neuer Weg.

Meiner Ehefrau, Britta Bücker, danke ich für ihre liebevolle Unterstützung. Ohne die gedanklichen Impulse und kritischen Reflexionen der Lehrkräfte der KFHN Osnabrück, Frau Professorin V. Koch, Frau Dozentin U. Schöniger sowie Herrn Professor Dr. P. Kaiser wäre diese Arbeit so nicht entstanden. Hier zeigt sich wieder einmal, dass ein (pflege)wissenschaftlicher Diskurs im Kontext des Pflegemanagements überaus fruchtbar sein kann.

Westerkappeln, Mai 2006 — Thorsten Bücker

1 Der problemorientierte Ansatz

1.1 Die neuen Rahmenbedingungen für Krankenhäuser

Nie zuvor standen die Krankenhäuser in Deutschland unter einem so enormen Kosten- und Leistungsdruck.

Überkapazitäten werden abgebaut, Gesundheitsdienstleistungen in Netzwerken zusammen gefasst – kurzum: Es werden Krankenhäuser geschlossen. Zum Schluss sollen ca. 1500 Krankenhäuser bestehen bleiben (von derzeit über 2000). Auf 100000 Einwohner kommen dann 293 Betten, die stationäre Verweildauer dürfte bis 2020 auf durchschnittlich 6,2 Tagen pro Fall sinken (vgl. *Siems* 2005).

Krankenhäuser sind diesen Vorgaben hilflos ausgesetzt. Sie müssen sich mit diesen Gegebenheiten arrangieren und entsprechend darauf reagieren. Die Rahmenbedingungen für deutsche Krankenhäuser lassen sich Wesentlichen in vier Komponenten einteilen (vgl. *Bücker* 2005:8ff.; *Haubrock* 2003:14ff.):

1. Beitragsatzstabilität
2. Finanzierungssystem der Krankenkassen
3. Haushaltslage der Bundesländer
4. DRG-Entgeltsystem

1.1.1 Beitragssatzstabilität

In den vergangenen Jahrzehnten gaben die Krankenhäuser bedingt durch den medizinischen Fortschritt, die höheren Sachkosten und zunehmenden Patientenzahlen weit mehr Geld aus, als sie einnehmen konnten. Dieses Ungleichgewicht zwischen Einnahmen und Ausgaben wird als »Kostenexplosion« bezeichnet.
Mit dem Grundsatz der Beitragsatzstabilität soll diese Entwicklung gestoppt werden. Durch strikte Orientierung der Krankenhausausgaben an der Grundlohnsumme.[1]

Es zeigt sich dennoch, dass die Realkosten der Leistungsanbieter (Krankenhäuser) größer sind als die Veränderungsrate der beitragspflichtigen Erträge der Krankenkassen. Man spricht von einem rein defizitären Haushaltsprinzip.

Eine solche ungleiche Entwicklung führt zu verminderten Einnahmen der Krankenhäuser. Diese Unwirtschaftlichkeit führt, wenn sie ohne Gegenmaßnahmen bleibt, zum betrieblichen Ruin.

1.1.2 Finanzierungssystem der Krankenkassen

Das Finanzierungssystem der Krankenkassen passt nicht zur veränderten wirtschaftlichen Lage in Deutschland: hohe Arbeitslosenzahlen führen zu Beitragsausfällen und ein Ende dieser Entwicklung ist derzeit nicht absehbar.

Gegenwärtig wird im Hinblick auf die Beitragssatzgestaltung auch von Seiten der Politik massiv Einfluss genommen (angestrebt wird eine Beitragssenkung). Die Krankenkassen werden mit Blick auf ihre geringeren Einnahmen die Budgets einschränken, Leistungen auslagern (zum Beispiel mehr ambulante Leistungen), einen konsequenten Betten- und Personalabbau sowie ein effektives Fallmanagement für die Krankenhäuser einfordern (Rationierung von Krankenhausleistungen).

All diese Bestrebungen drängen die Krankenhäuser zur weiteren Ökonomisierung ihrer Aufbaustruktur und zu einer veränderten Hauspolitik: Spezialisierung, eine optimierte Systemperformance und ökonomische Leistungsausrichtung werden den Handlungsrahmen für Krankenhäuser bilden.

1.1.3 Haushaltslage der Bundesländer

Ein wesentlicher Punkt ist die veränderte Haushaltslage der Länder, die sich zwischen der dualistischen Krankenhausfinanzierung[2] und den Investitionsausgaben bewegt.

Die Bundesländer, die selbst unter starkem Spar- und Konsolidierungsdruck stehen, sind kaum in der Lage, die notwendigen Investitionsfördermittel anzuheben. Dies verdüstert zunehmend die ökonomische Perspektive für die Krankenhäuser.

Diese Entwicklung wird sich in der strategischen Geschäftspolitik der Krankenhäuser negativ auswirken, da mit geringeren Investitionsvolumen zu rechnen ist.

1.1.4 DRG-Entgeltsystem

Die bisherige Krankenhausleistungsvergütung in Form von Sonderentgelten, Abteilungs- und Basispflegesätzen ist seit Januar 2004 durch die verbindliche Einführung des G-DRG-basierten Entgeltsystems[3] nach den Vorgaben des § 17 b KHG[4] abgelöst worden.

Hiermit wird erstmals ein einheitliches durchgängig leistungsorientiertes sowie pauschalierendes Vergütungssystem für voll- und teilstationäre Leistungen im Krankenhauswesen in Deutschland implementiert.

In den G-DRGs werden zum einen die Hauptdiagnosen nach ICD-10[5] und die durchgeführten Prozeduren nach einem spezifischen Schlüssel (OPS-301) berücksichtigt. Auch die Erfassung von Nebendiagnosen und weiteren spezifischen Daten sollen ebenso zur Komplexitätsabbildung beitragen. Erst diese möglichst realistische Abbildung von Komplexitäten als Basis für ein fallgruppenbezogenes Vergütungssystem sorgt für die Bildung von homogenen Gruppen mit niedriger Varianz (vgl. *Hunstein* 2003:30).

Was bedeutet das alles für die Krankenhäuser? Warum ist effektives Handeln so wichtig?

Jedes Krankenhaus muss jetzt versuchen, alle seine Leistungen eindeutig auf die DRGs zu verteilen. Alle Patienten müssen spezifischen Fallgruppen zugeordnet werden, denn die

DRGs sind so genannte »Fallgruppensysteme«, bei denen alle stationären Krankenhausfälle mit den unterschiedlichen Diagnosen und Behandlungsprozeduren zu einheitlichen »ökonomischen Gruppen« zusammengefasst werden.

Je besser die Patienten einer DRG mit ihrem speziellen Leistungsprofil zuzuweisen sind, desto weniger Abweichungen (Varianzen) von diesem Leistungsniveau sind zu verzeichnen. Hier würden dann im Ergebnis so genannte »kostenhomogene Strukturen« vorliegen, mit denen DRG-System wirtschaftlich sinnvoll umgegangen werden kann.

Diese Rahmenbedingungen zwingen Krankenhäuser zum Handeln und beeinflusst die Handlungsmöglichkeiten.
Es lässt sich zusammenfassend sagen:
- Die Realkosten der Krankenhäuser sind größer als die beitragspflichtigen Einnahmen der Krankenkassen. Die Kosten der Krankenhäuser können von den Krankenkassen nicht gedeckt werden.
- Die Krankenkassen drängen Krankenhäuser daher zur Wirtschaftlichkeit und Rationierung der Leistungen.
- Die Bundesländer reduzieren ihre Investitionsmittel für Krankenhäuser.
- Durch das DRG-Vergütungssystem müssen Krankenhäuser eine fallgruppenorientierte Ausgabe- und Erlösstrategie in einem spezifischen Leistungsdesign anbieten.

1.2 Ein Lösungsweg aus dem Dilemma

Alle Krankenhäuser in Deutschland müssen homogene Kostenstrukturen[6] bei kurzen Verweildauern in Verbindung mit einer ausgewiesenen hohen Leistungsqualität schaffen. Dabei müssen sie aber auf eine hohe Kunden- und Mitarbeiterzufriedenheit achten.

Wie aber soll das gelingen?

Zur **initialen Umsetzung** kann man sich der modernen Managementphilosophie bedienen, die nach *Haubrock* (2003:16) beide Größen, Qualität und Kosten, in Beziehung zu einander setzt[7]. Das Unternehmensziel ist hiernach ein möglichst effizienter Gesamtbehandlungsablauf bei einem vorab festgelegten qualitativen Behandlungsergebnis.

Dies spiegelt im Wesentlichen das Wirtschaftlichkeitsprinzip wieder, dem sich die Geschäftsprozesse unterzuordnen haben. Kliniken als Wirtschaftsunternehmen unterliegen diesem Primat des ökonomischen Rationalitätsprinzips in der Form des Minimalprinzips (*Bücker* 2005:19) (siehe Abbildung 1).

Bislang gelingt es nur schwer, auf die Veränderungsprozesse adäquat zu reagieren. Die Krankenhäuser verharren in alten Strukturen und Hierarchien. In vielen Häusern wird hektisch versucht, im DRG-System zu überleben: Veränderungen erfolgen meistens aus Sicht der Betriebswirtschaft und der Medizin, logisch-funktional, eher linear und eindimensional (vgl. *Wöhe* 2002:58ff.; *Thiele & Koch* 1998:36ff.; *Olfert & Rahn* 2002:52).

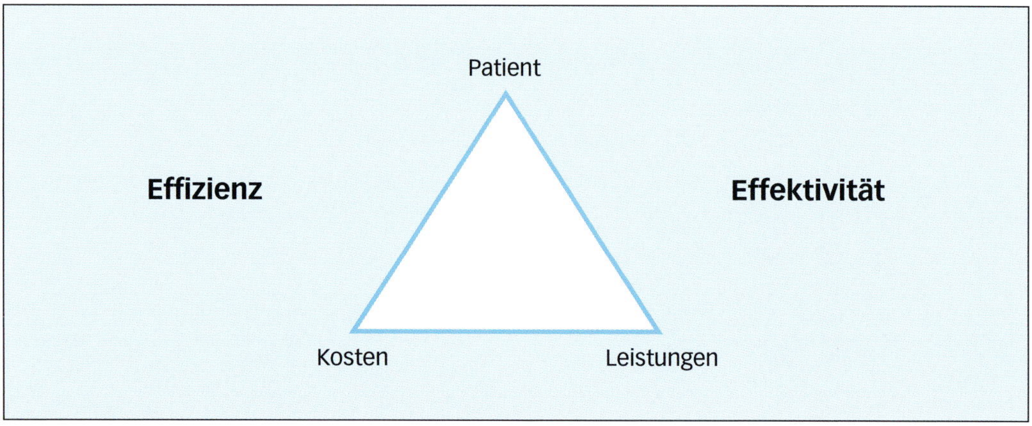

Abb. 1: Die Balance der Kontextfaktoren.

Hierbei wird das Handeln nach dem Ursache-Wirkungsprinzip ausgerichtet. So wird von oben (Geschäftsführung) nach unten (Mitarbeiter) entschieden und umgesetzt. Als Beispiel mag hier die Kostenexplosion und der Druck der Krankenkassen auf die einzelnen Krankenhäuser gelten: Man möchte im Sinne der Rationierung und Ökonomisierung eine Spezialisierung und Prozessdichte der Krankenhäuser erzielen, indem man über Stationszusammenlegungen oder Betten- und Personalabbau vor allem in der Pflege Einsparungen erzielt.

Diese funktionalen Zusammenhänge in der Wenn-dann-Logik sehen so aus: »Bettenabbau = Stellenabbau = Personalkostenreduzierung« oder »Zusammenführen mehrerer kleinerer Stationen = ein großer Bereich = mehrere gleiche Fälle = Spezialisierung = Kostenhomogenität = Einsparoptionen möglich bei hoher Qualität.«

So ergeben sich tatsächlich zunächst erste Erfolge. Die Maßnahmen sind sichtbar und lassen sich nach außen gut verkaufen.

Aber: Mittel- und langfristig wird diese Methodik in der DRG-Systematik scheitern, da sich ein Krankenhaus hier nur als Ganzes optimal anpassen kann. Das Leistungsdesign eines Krankenhauses ist nicht nur funktional (z. B. arztfixiert: »Der Arzt ist der alleinige Leistungserbringer«), sondern prozessbezogen zu sehen. Ein Leistungsprozess (z. B. Be-

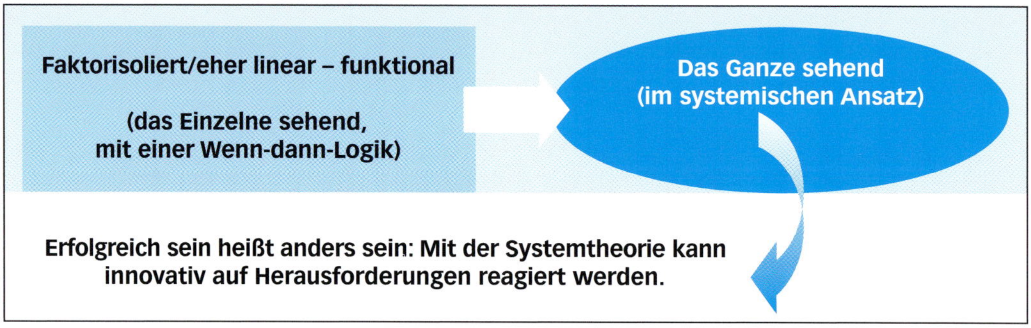

Abb. 2: Der Wechsel der Blickrichtung.

handlung eines Kindes mit einer Unterschenkelfraktur) benötigt viele Teilprozesse (z. B. Pflege, Medizin, Labor, Verwaltung etc.), um optimal wirken zu können.

Die Optimierung der Arbeitsprozesse und der Kosten- und Leistungsstrukturen der Krankenhäuser im Rahmen eines Geschäftsprozessmanagement, das nicht in abgegrenzten Funktionsbereichen denkt, ist der Erfolg versprechendere Handlungsansatz (vgl. *Bücker* 2005:10ff.; *Damkowski et al.* 2000:16ff.; *Eichhorn, Schmidt-Rettig* 1999). Dieser Denkansatz führt uns zu einer anderen Denkrichtung, zum **systemischen** Blick (vgl. Abbildung 2).

Literatur

Bücker, Th. (2005): Operatives Pflegecontrolling im Krankenhaus. Schlütersche, Hannover

Damkowski, W. et al. (2000): Das Krankenhaus im Wandel: Konzepte, Strategien, Lösungen. Kohlhammer, Stuttgart

Haubrock, M. (2003): Finanzierung der Krankenhausleistungen im Wandel – Vom Tagessatz zum leistungsbezogenen Entgelt. In: Kerres, A. et al. (2003): Lehrbuch Pflegemanagement III. Springer, Berlin

Hunstein, D. (2003): Klassifikation von medizinischen und pflegerischen Diagnosen und Implikationen für das GR – DRG – System. In: Pr – InterNET 6/03, HpS – Media, CH-Mönchsaltorf

Olfert, K., Rahn, H.-J. (2002): Unternehmensführung. 5. Aufl., Kiehl, Ludwigshafen (Rhein)

Siems, D. (2005): Unternehmensberater erwarten großes Krankenhaus – Sterben. Die Welt, 2/05,

Thiele, G., Koch, V. (1998): Betriebswirtschaftslehre. Eine Einführung für Pflegeberufe. Lambertus, Freiburg im Breisgau

Wöhe, G. (2002): Einführung in die Allgemeine Betriebswirtschaftslehre. 21. Aufl., Vahlen, München

Anmerkungen

1 Die Grundlohnsumme ist die Summe aller beitragspflichtigen Einnahmen der Krankenkassen, also das, was die Krankenkassen für die Patienten für gesundheitsbezogene Dienstleistungen an die Leistungserbringer zahlen können.

2 Bei der dualistischen Krankenhausfinanzierung übernehmen die Krankenkassen die Betriebskosten, die Länder die sog. Investitionskosten (Errichtungskosten, Anschaffungskosten für Wirtschaftsgüter u. a. m.)

3 G-DRG = aus dem engl., bedeutet: German Diagnosis Related Groups (Diagnose orientierte Fallpauschale pro Behandlungsfall, für Deutschland geltend). Die Anzahl der Fallgruppen wurden auf ca. 800 DRG festgelegt.

4 KHG = Krankenhausfinanzierungsgesetz

5 ICD – 10 = Medizinisches Patientenklassifikationssystem; eine Systematik aller medizinischen Haupt- und Nebendiagnosen mit einer nosologischen Klassen- und Gruppenbildung.

6 Homogenität = Zuordnung von DRG-Fällen in einer spezifischen Fallgruppe. Diese Fallgruppe weist einen spezifischen Ressourcenverbrauch auf. Prospektiv sollen so alle gleiche Fallgruppen einen gleichen Ressourcenverbrauch, und somit eine gleiche Kosten- und Leistungsstruktur aufzeigen. Dieses würde eine niedrige Varianz bedingen und somit eine Kostenhomogenität implizieren.

7 Die allgemeine Prämisse im Managementansatz ist, die Kosten zu senken bei möglichst hoher Qualität und gegebener Kundenzufriedenheit.

2 Theoretische (Vor)Überlegungen

In diesem Kapitel werden jene theoretischen Hintergründe kurz beschrieben, die die Basis für das Design der Teamorganisation mit Primary Nursing darstellen: der systemische Blick, die Teamorganisation und das Primary Nursing.

2.1 Der systemische Blick

2.1.1 Einführung in die allgemeine Systemtheorie

Unser Handeln und Denken soll **systemisch** geprägt sein. Hinter dieser Denkrichtung steht die Systemtheorie. Wir wollen an dieser Stelle nur insoweit auf diese relativ komplizierte Theorie eingehen, wie wir sie für unsere Belange brauchen.

Die Systemtheorie findet sich mittlerweile in den unterschiedlichsten Bereichen: Soziologie (*Luhmann*), Psychologie (*Schiepek*), Biologie (*Maturana, Bertalanffy*), Kybernetik (*Wiener*), Informationstheorie (*Shannon, Weaver*) und Wirtschaftswissenschaften (*Ulrich*) u. a. m. Konkret angewendet wird sie bspw. in der systemischen Organisationsberatung, in Kybernetik, Psychotherapie und Managementausrichtung. Gerade diese Systemausrichtung für das Management wollen wir für unseren Zweck nutzen.

Der systemische Ansatz fußt auf einer Systemtheorie. Darunter ist eine universelle Theorie zu verstehen, die Phänomene und Abläufe unterschiedlicher Bereiche mit Hilfe eigener Begriffe und Werkzeuge so aufbereitet, dass man sie analysieren, bearbeiten und entwickeln kann. Systemtheorie ist als eine Metatheorie, bei der es um **Ganzheiten** geht. Dieses Denken in Ganzheiten erfordert ein Beobachten und die Loslösung von alten, einseitigen und festgefahrenen Denkmodellen.

Der zentrale Aspekt der allgemeinen Systemtheorie ist der **blinde Fleck der Beobachtung**, den *Schuldt* so beschreibt: *»Man kann nicht sehen, was man sieht, wenn man sieht, was man sieht. Dieser Verweis auf die Unbeobachtbarkeit des eigenen Beobachtens führt eindimensionale Beschreibungen ad absurdum«* (*Schuldt* 2003:9).

Dieser Ansatz, das »Reentry-Modell«, drängt zu einem mehrdimensionalen Modell. Das heißt, dass Situationen und Gegebenheiten erst mehrdimensional (aus verschiedenen Sichtweisen) verstanden werden können. Wie ein Puzzle setzen sich die jeweiligen Informationen der verschiedenen Erkenntnisdimensionen zu einem Ganzen zusammen.

Systeme stehen nicht für sich allein. Sie sind nur in Zusammenhang mit ihrer Umwelt zu sehen und zu begreifen. Zwischen den Systemen und den Umwelten (oder auch Umsystemen) gibt es Beziehungen, Abhängigkeiten und Unterschiede. Hier entstehen Differenzen[8] zwischen System und Umsystem.

Welche Beziehungen sich in der Luhmann-Systematik ergeben können, (vgl. *Luhmann* 1987:16) zeigt Abbildung 3.

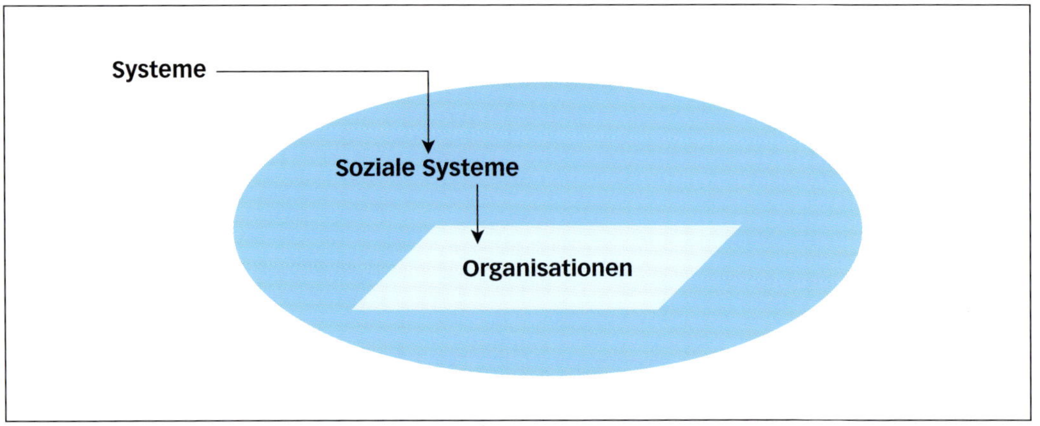

Abb. 3: Die Beziehungen in der Luhmann-Systematik.

Systemisches Denken ist sozusagen ein **Anderssein**. Die Systemtheorie unterscheidet sich von einer eher funktionalen und rationalen Denkrichtung, wie Tabelle 1 nach *Groth* (1996:30) zeigt:

Tabelle 1: Unterscheidung zwischen Systemtheorie und mechanistisch-funktionaler Denkrichtung.

Mechanistisch-funktionale Denkrichtung (bislang)	Systemtheoretische Denkrichtung (neu)
Hierarchie	Vernetzung
Maschinenweltbild	Lebendige Organisation
Fixe Planung	Visionen
Führungskraft als Macher	Führungskraft als Entwickler
Hartes Denken in Logiken	Weiches Denken; Psycho – Logik
Organisation	Selbstorganisation
Druck ausüben	Gedeihen lassen
Objektivität	Subjektivität
Struktur	Prozess
Ursache – Wirkung – Denken	Denken in Wechselwirkungen
Richtig/Falsch	Symptome
Geplanter Wandel	Balance zwischen Verändern und Bewahren

2.1.2 Zentrale Elemente der Systemtheorie

Die zentralen Grundbegriffe der Systemtheorie, die für uns von Bedeutung sind, sind:

- System
- Strukturen
- Prozesse

2.1.2.1 Systeme

Ein System wird nach *Holling* und *Kanning* (2004:75) als eine Menge von Elementen und Relationen (Beziehungen) zwischen den Elementen verstanden. Ein System stellt ein nach ganz bestimmten Regeln funktionierendes Ganzes dar, innerhalb dessen die Systemelemente bestimmte Aufgaben übernehmen (vgl. *Kaiser* 1993:16). *Bahrdt* (2000:113) bezeichnet das System zudem als einen Begriff, mit dem strukturelle Zusammenhänge betrachtet werden können, so dass ein geschlossener, sich selbst erhaltender Funktionszusammenhang entsteht, der nach außen abgegrenzt ist.

Folglich wird hier ein System mit einer Grenze, mit einer Umwelt, charakterisiert. Die System-Umwelt-Differenz ist der exakte Ausdruck des Systems: Hier wird die Begrenztheit und die Abgrenzung nach außen deutlich.
Ein System besteht aus einer Systemgrenze, einem Systemkern, den Systemelementen und dem Zusammenwirken dieser Elemente. Alles außerhalb des Systems ist die Umwelt, das Umsystem. Elemente des Systems wiederum können eigene Systeme sein, die als Subsystem beschrieben werden.

Ein System ist also eine Menge von Elementen, die in einem abgegrenzten Bereich so wirken, dass ein vollständiges, nahezu zweck- und zielgerichtetes Zusammenwirken im funktionellen Kontext erwirkt wird.

Abbildung 4 zeigt diesen Sachverhalt auf (vgl. *Steinbuch* 2001: 22, zit. in *Bücker* 2005: 28).

Man unterscheidet Maschinensystemen, organische, psychische und **soziale Systeme** (vgl. *Schuldt* 2003: 20). Unser Interesse liegt dabei vor allem auf den sozialen Systemen.

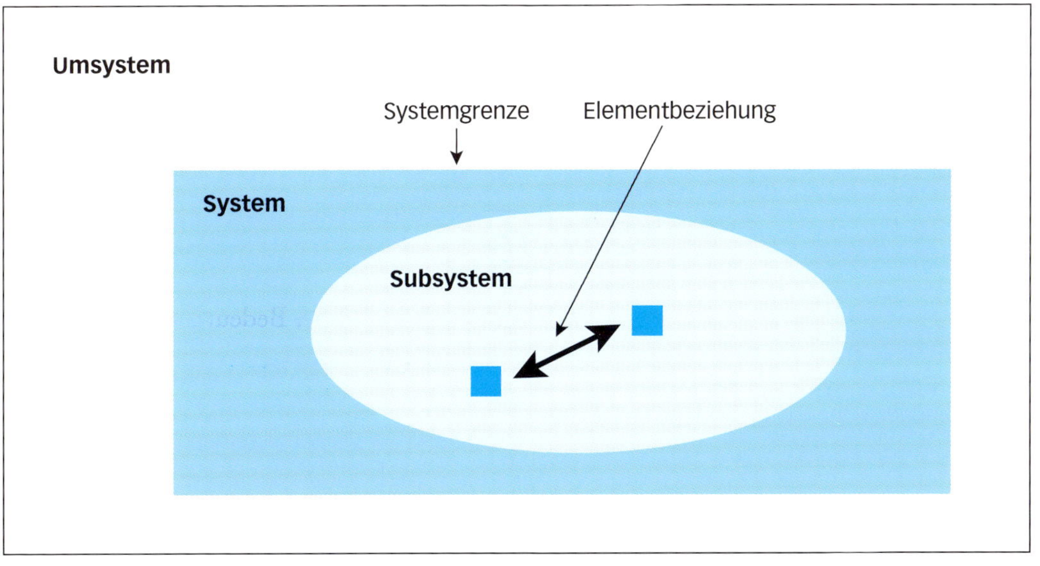

Abb. 4: Das System – eine Menge von Elementen.

Der Mensch ist in sozialen Systemen nicht nur Systemelement, sondern in seiner Funktion (Rolle) auch Subsystem.[9] In der Systemtheorie übernehmen soziale Systeme die Funktion, die unbestimmbare Komplexität der Welt beherrschbar zu machen, indem sie Komplexitäten reduzieren.

Die Umwelt ist stets komplexer als das System. Die Welt mit ihren Erscheinungen ist nicht ohne weiteres zu verstehen. Die Informationsfülle kann gar nicht komplett verarbeitet werden. Wir Menschen können nicht alles aufnehmen, und eben deshalb vermindern wir die Informationsfülle durch Auslassungen zu einer Informationsmenge, die wir handhaben können. Die Reduktion von Komplexitäten gelingt sozialen Systemen (also z. B. Menschen), wenn sie Möglichkeiten auslassen. Insofern sind soziale Systeme so genannte »Inseln geringer Komplexitäten« (vgl. *Luhmann* 2004:132).

Doch wie geschieht diese Reduktion von Komplexitäten? Dies zeigt uns die Theorie der Autopoiesis, auf die kurz eingegangen werden soll.

2.1.2.2 Die Autopoiesis

Systeme bestehen aus so genannten selbstreferenziellen Grundmustern (vgl. *Luhmann* 1987:59ff.). Diese **Selbstreferenz** (oder Selbstproduktion) bezeichnet *Luhmann* als Autopoiesis. Autopoiesis ist ein Kunstwort, zusammengesetzt aus den griechischen Wörter »autos« (selbst) und »poiesis« (Tun, Schöpfung).
Der zunächst biologisch geprägte Begriff bezeichnete nach *Maturana* und *Varela* eine Theorie des Lebens, nach der sich alle lebende Systeme selbst erzeugen und erhalten, indem sie jene Komponenten, aus denen sie bestehen, selbst reproduzieren und herstellen (z. B. Menschen, die lebende Systeme in diesem Kontext[10]).

Luhmann hat den Begriff der Autopoiesis auf die soziologische Systemtheorie übertragen. Systeme sind demnach autopoietisch, wenn sie selbstgestaltend sind, also ihre Systemelemente selbst erzeugen. Dabei müssen alle Systemelemente aus den vorhandenen Systemelementen entstehen.

Ein Beispiel: Das System »Krankenhaus« will die nationalen Expertenstandards in der Pflege umsetzen. Aus der Verfahrensanweisung »Pflege« im DIN EN ISO-Kontext (»Die Pflege garantiert ein professionelles Niveau bei hoher Pflegequalität«) leitet sich dann bspw. die Arbeitsanweisung »Umsetzung des Expertenstandards zum Entlassungsmanagement in der Pflege« ab.

Wenn ein System keine Systemelemente aus der Umwelt übernimmt, wird es zu einem geschlossenen System. Ein geschlossenes System ist autonom, jedoch nicht autark (vgl. *Schuldt* 2003:25). Ein geschlossenes System bestimmt durch die Festlegung von Systemgrenzen über Umfang und Güte des Umweltkontaktes. Von außen, also vom Umsystem, können keine Aussagen über die interne Organisation eines autopoietischen (geschlossenen) Systems gemacht werden. Dieses ist die so genannte »operative Geschlossenheit«.

Somit sind autopoietische soziale Systeme geschlossene Systeme. Nach *von Schlippe und Schweitzer* (2003:69) bewirkt dies, dass über solche Systeme nicht von außen verfügt

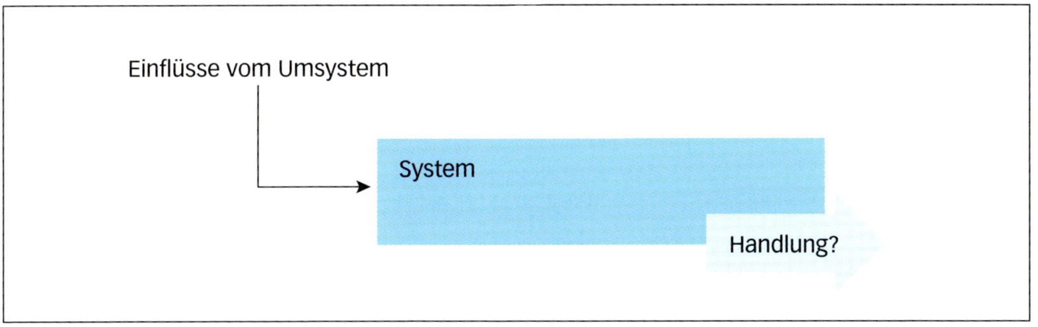

Abb. 5: Einflüsse des Umsystems und unabhängiges Handeln des Systems.

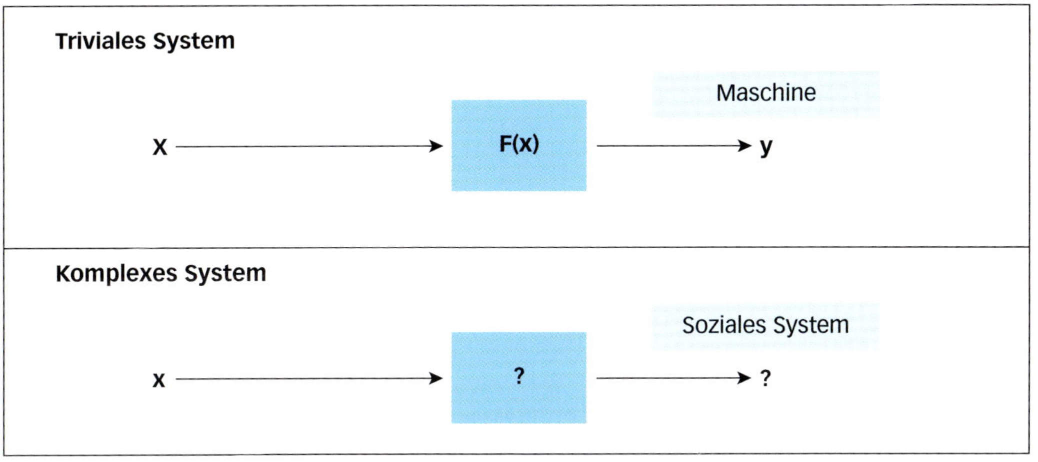

Abb. 6: Triviale und Komplexe Systeme.

werden kann (Systeme werden von den Rahmenbedingungen gezwungen, sich in einer bestimmten Weise zu verhalten, aber sie können nie dazu gezwungen werden, dieses gern oder auf eine bestimmte Art und Weise zu tun (siehe Abbildung 5).

Im Gegensatz zu autopoietischen Systemen gibt es auch triviale, nicht komplexe Systeme, die allopoietisch sind. Solche **allopoietische Systeme** sind zum Beispiel Maschinensysteme, bei denen der In-, Through- und Output vorab determiniert und planbar ist (vgl. Abbildung 6).

Abbildung 6 zeigt auch die unterschiedlichen Denkrichtungen. Beim trivialen System (Maschine) herrscht die lineare Funktionalität vor. Durch Vorgaben (Anweisungen) wird der erwünschte Output (Ergebnis) erreicht.

Bei sozialen und hochkomplexen, geschlossenen System wird der Input vorgegeben, die Bearbeitung und das Ergebnis werden aber nicht beeinflusst. Diese Erkenntnis ist sehr wichtig und sie wird die folgenden Darstellungen maßgeblich beeinflussen.

Wie vollzieht sich eine Autopoiesis bei sozialen Systemen?

Systeme können ihre Umweltkomplexität erst reduzieren, wenn sie eine gewisse Eigenkomplexität ausgeformt haben: Sie bilden **Prozesse** und **Strukturen**. Systeme nehmen für die selbstreferentielle Prozesse **Sinn** an, damit sie mit der Differenz von System und Umwelt umgehen können (vgl. *Luhmann* 1987:64). Soziale Systeme entfalten demnach ihre Autopoiesis (Selbsterzeugung) über **sinnhafte Kommunikationsprozesse**. Im systemischen Kontext ist Sinn eine grundlegende Ordnungsform menschlichen Erlebens wie eine Bedeutung, die es für den jeweiligen Menschen hat.

Was ist nun unter Strukturen und Prozesse im Systemkontext zu verstehen?

2.1.2.3 Strukturen und Prozesse

Oftmals werden unter Strukturen Regelmäßigkeiten verstanden, die sich innerhalb eines Systems herausbilden (vgl. *Bahrdt* 2000:108) oder unter spezifischen Weisen Muster ausweisen (vgl. *Giddens* 1999:6). Prozesse werden in der DIN-Norm als Systeme von Aktivitäten gesehen (vgl. DIN ISO 9001:2000) oder als Abfolgen zielgerichteter, in logischem Zusammenhang stehenden Einzelvorgängen beschrieben (vgl. *Eichhorn* 1999:7). Sie werden unter ökonomischen Gesichtspunkten auch als Leistungen oder Wertschöpfungen bezeichnet (vgl. *Matthews und Whelan* 2002:91; *Kaplan und Norton* 1997:100).

Doch diese Struktur- und Prozesserklärungen reichen unter dem systemischen Blick nicht mehr aus, vielmehr muss der Struktur- und Prozessbegriff erweitert werden. Und zwar um den Faktor Zeit.

Im System-Umwelt-Differenz-Kontext und seinem Komplexitätsgefälle ist von Zeitverschiebungen auszugehen, da bei der Reduktion von Komplexitäten keine zeitliche Synchronisation zwischen System und Umwelt vorliegen kann (vgl. *Luhmann* 1987:70ff.): Systeme können, müssen aber nicht gleichzeitig reagieren.

Beispiel: Der nationale Expertenstandard zum Entlassungsmanagement in der Pflege (EMiP) ist 2002 verabschiedet worden (siehe DNQP) und gilt seitdem als normative Fachexpertise in der Pflege. Das Umsystem (Umwelt) hat den Krankenhäusern diesen Rahmen vorgelegt. Viele Krankenhäuser setzen sich erst 2005/2006, also zeitverschoben, mit dieser Herausforderung auseinander.

Systeme haben zwei Formen der Reduktionsmöglichkeiten von Komplexitäten: Strukturen und Prozesse. Beide setzen sich wechselseitig voraus, denn Strukturierung ist unter gewissen anspruchsvollen Bedingungen ein Prozess, und Prozesse haben Strukturen. Sie unterscheiden sich nur durch ihr Verhältnis zur Zeit.

Strukturen halten die Zeit reversibel fest, denn sie halten ein begrenztes Repertoire von Wahlmöglichkeiten offen. Man kann sie aufheben oder ändern (zum Beispiel Aufbauorganisation). **Prozesse** markieren dagegen die Irreversibilität der Zeit, denn sie bestehen aus irreversiblen Ereignissen; diese können nicht rückwärts agieren, nur vorwärts (siehe den Ablauf einer Tätigkeit!) (vgl. *Luhmann* 1987:73ff.).
Eine Struktur besteht also in der Einschränkung der im System zugelassenen Relationen (Zeitspanne), erst diese machen die Autopoiesis möglich.

Prozesse leisten ähnliches: Prozesse wählen passende Anschlussmöglichkeiten an die Strukturen aus. Ein Prozess kann erst dann starten, wenn die Struktur es erlaubt. Beispiel: Das Entlassungsmanagement in der Pflege nach dem Nationalen Expertenstandard kann erst dann effektiv umgesetzt werden (= Prozess), wenn die Klinik vorab geklärt hat, wer, wann und wie und mit welchen Mittel hierfür zuständig ist (= Struktur).

Kommunikation im System ist im Prinzip ein In-Beziehung-treten-Wollen zwischen Prozessen und Strukturen. Nur über Prozesse und Strukturen wird kommuniziert. Die Kommunikation ist der Motor. Er wird in der Struktur zeitlich fixiert, im Prozess im Anschlussdenken als Provokateur weiterer Ereignisse gesehen und hält so die Autopoiesis des Systems aufrecht. Dies macht deutlich, weshalb sich Strukturen aus dem Prozess heraus verändern.
Bleiben wir beim Entlassungsmanagement (EMiP): Das Arbeiten in diesem EMiP-Prozess bedingt im Wesentlichen ein effizientes und effektives Wirken im diagnostischen Prozess (z. B. Assessment zur Feststellung der Pflegebedürftigkeit und des Pflegebedarfs) (= Prozessqualität). Dies hat zur Folge, dass die Mitarbeiter eine entsprechende Kompetenz im diagnostischen Prozess der Pflege erlangen oder verbessern müssen, um adäquat im EMiP mitarbeiten zu können (Strukturqualität). Die Beziehung zwischen Struktur und Prozess wird deutlich.
Kommunikation, und auch das wird noch deutlicher, ist der eigentliche Schlüssel zum Erfolg.

2.1.3 Das Krankenhaus als »autopoietisches« System

Ein System stellt ein nach bestimmten Regeln funktionierendes Ganzes dar, innerhalb dessen die einzelnen Mitglieder bestimmte Rollen und Aufgaben übernehmen (vgl. *Luhmann* 1984; *Maturana* 1982, zit. in *Kaiser* 1993:16). Ein Krankenhaus ist nach *Olfert und Rahn* (2002:80) und *Achleitner und Thommen* (2003:38) ein soziales produktives System. Das Umsystem des System Krankenhaus ist hier die Umwelt, die Rahmenbedingungen in Deutschland.

Das System Krankenhaus erfüllt die Bedingungen für ein soziales System:

1. **Offenheit** geschieht über die Einflüsse und Vorgaben der neuen Rahmenbedingungen. Das DRG-Entgeltssystem ist als Input zu werten, auf das das Krankenhaus reagieren muss. Auch werden ökonomische Prinzipien der Wirtschaft auf die Prozesslenkung (→ optimale Prozessperformance) übernommen und implementiert.
2. Es ist **dynamisch**, denn die Komplexitätsreduktion verläuft nicht zeitgleich. Oft kommen Veränderungen des Systems zeitverzögert zum Tragen. Beispielhaft ist nach dem GmbHG[11] auch für Krankenhäuser ein Risikomanagement einzurichten. Die Umsetzung geschieht aufgrund des Gesetzesdruckes unmittelbar, andere Einflüsse von außen werden wahrgenommen, die Umsetzung erfolgt später (neue Erkenntnisse aus dem Pflegecontrolling: Umsetzung der Pflegevisite wird geplant, mittelfristig eingeführt).
3. Ein Krankenhaus mit seinen vielen Strukturen und Prozessen und den Elementen als Subsysteme im Mehrebenencharakter ist **hoch komplex**. Mehrere Bereiche eines Krankenhauses arbeiten an der Dienstleistungserstellung zusammen. In der immer häufiger anzutreffenden Matrixstruktur von Krankenhäusern ist die enge Verzahnung und Beteiligung von Stellen, Strukturen und Prozessen nicht zu übersehen.

4. Dieses System ist **in sich geschlossen**, denn von innen heraus werden mit den vorhandenen Strukturen und Elementen unabhängig von außen (Umsystem) Vorgänge initiiert und vorangetrieben. Zum Beispiel gelingt über die hausinterne Wundmanagerin als neuer Stelle im Sinne der optimalen Prozessperformance die Erreichung einer höheren Pflegequalität bei geringerer Fehlerrate in Bezug zur Wundenschätzung und -versorgung und natürlich eine Zeitoptimierung (Verkürzung der Prozessdurchlaufzeit).
5. Es ist darüber hinaus **autonom**. Wenn auch von der Umwelt beeinflusst, kann es sich immer noch selbst (in der freien Marktwirtschaft) Ziele setzen und sich ausrichten. Neben dem Versorgungsauftrag werden verschiedene Märkte (Nischen) für den »Selbstzahler« gesucht und gefüllt (zum Beispiel chinesische Medizin, Naturheilverfahren u. a. m.).
6. Das System Krankenhaus ist **sozial**, denn im System sind Menschen tätig, die sowohl als Elemente als auch als Subsysteme wirken (Ärzte, KrankenpflegerInnen, Handwerker etc.)
7. Ein Krankenhaus ist ein **produktives System**, denn mit und in ihm werden Leistungen erstellt, so genannte Dienstleistungen, nach dem bekannten uno-actu-Prinzip (zielgerichtete Dienstleistungserstellung zeitgleich zwischen Leistungserbringer (Krankenhaus) und Leistungsempfänger (Patient) an selben Ort).

Abbildung 7 verdeutlicht diesen Zusammenhang.

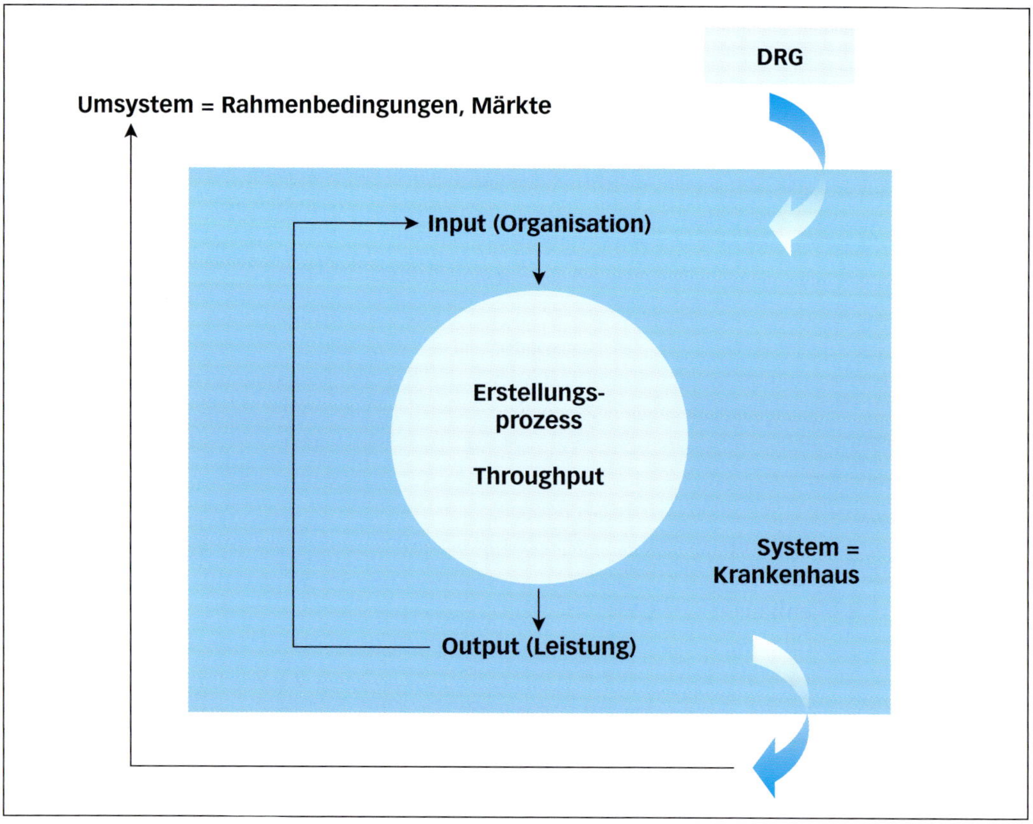

Abb. 7: Das Krankenhaus als System in der Zirkularität.

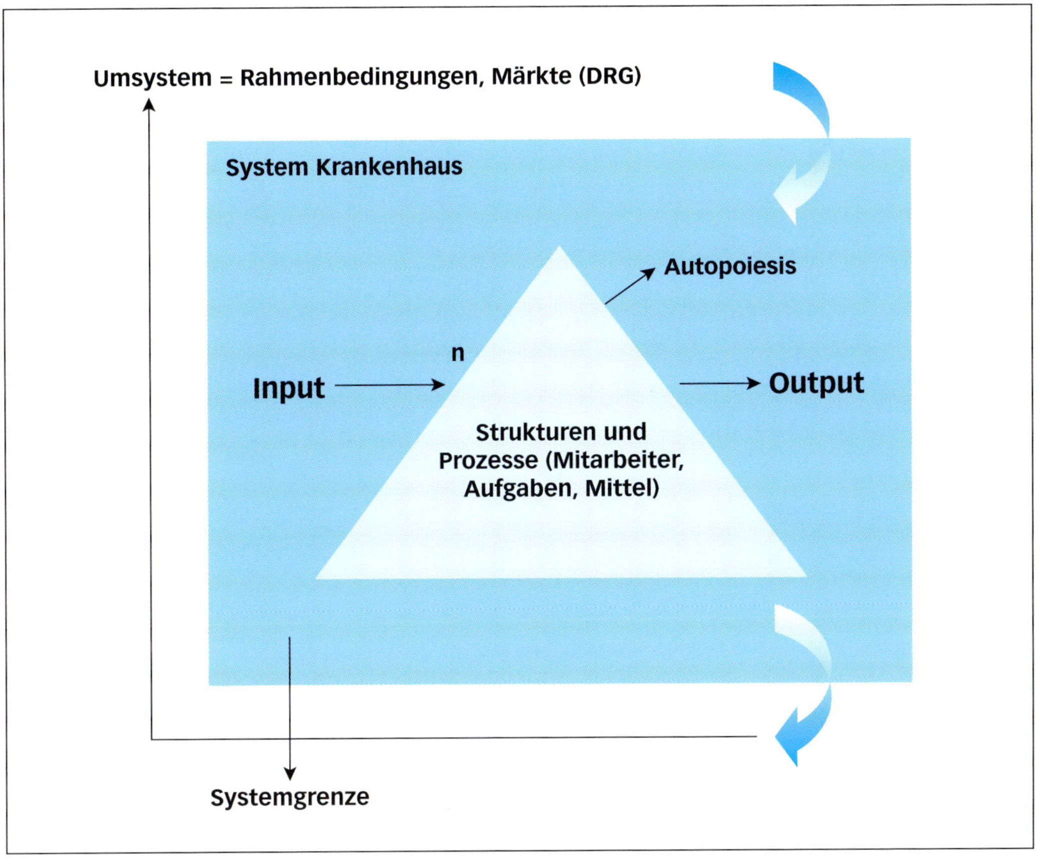

Abb. 8: Das System »Krankenhaus«.

Das Krankenhaus ist ein autopoietisches System, das in vielfältige Subsysteme wie Abteilungen und Stationen etc. unterteilt ist (vgl. *Kaiser* 1999: 2).

Die Autopoiesis eines Krankenhauses bedeutet, dass aus sich selbst heraus in der Selbstreferenz Strukturen und Prozesse gebildet werden, um sich gegenüber der Umwelt abzugrenzen, zugleich aber auch auf die von außen kommenden Rahmenbedingungen zu reagieren.

Die Krankenhausorganisation als ein System existiert eher langfristig, verfolgt spezifische Ziele und ist von differenten Strukturen (Aufbauorganisation) gekennzeichnet: Personal und Mittel, die in der Regel in rationaler Betrachtungsweise zur Erlangung der Teilziele des Systems Krankenhaus eingesetzt werden (in Anlehnung an *von Rosenstiel* 2004, 387ff.). *Fischer* ordnet die Pflege unter den Organisationsbegriff in Analogie zu *von Rosenstiel* zu, die sowohl als System an sich (zum Beispiel ambulanter Pflegedienst, Altenheim) als auch als Subsystem (im Krankenhaus) klassifiziert werden kann (vgl. *Fischer* 1999:167). Unser Bild vom Krankenhaus im systemischen Kontext wird deutlicher (vgl. Abbildung 8).

2.2 Die Teamorganisation

Die Systemfunktionalität, so wurde bisher aufgezeigt, hängt von der Autopoiesis, also dem Mechanismus der Selbstreproduktion, ab. Dieses Sich-anpassen-Müssen an neue Reize der Umwelt und die notwendige Reduktion von Komplexitäten im Sinne des Überleben-Wollens eines Systems wird über die Zirkularität im System selbst erreicht: über das Verhalten und die Kommunikation in Abhängigkeit von den Strukturen und Prozessen und umgekehrt. Abbildung 9 zeigt diesen Sachverhalt auf:

Neue Strategien, bspw. die Teamorganisation mit Primary Nursing, lassen sich über Strukturen und Prozesse. Teamorganisation führt uns daher im ersten Schritt zur Aufbau- und Ablauforganisation.

2.2.1 Grundlegendes zur Aufbau- und Ablauforganisation

Wie in jedem Unternehmen, so sind auch im Krankenhaus Aufgaben zu bewältigen, die nicht von einer Person in einem Schritt erledigt werden können. Vor allem komplexe Aufgaben überschreiten die Kapazitäten des Einzelnen. Hier ist die Organisation gefragt, deren primäre Aufgabe darin zu sehen ist, ein durch das Substitutionsprinzip determiniertes organisatorisches Optimum im ausbalancierten Systemniveau[12] zu erreichen (vgl. *Reichwald, Möslein* 1999:29; *Wöhe* 2002:144ff.; *Achleitner., Thommen* 2003: 741ff.).

Die erfolgreiche Bewältigung komplexer Aufgaben erfordert demnach eine Organisation. Anders gesagt: eine Bildung von ausbalancierten Organisationsstrukturen zwischen Effizienz (Verbrauch weniger Ressourcen) und Effektivität (Zielerreichung) im Rahmen arbeitsteiliger Leistungssysteme. Unter einer zeitgemäßen Organisation wäre dann entsprechend die kreative, innovative und prospektiv ausgerichtete Bildung optimaler Organisationsstrukturen zu verstehen, die sinnvoll Kommunikation und Verhalten des autopoietischen System Krankenhaus ermöglichen.

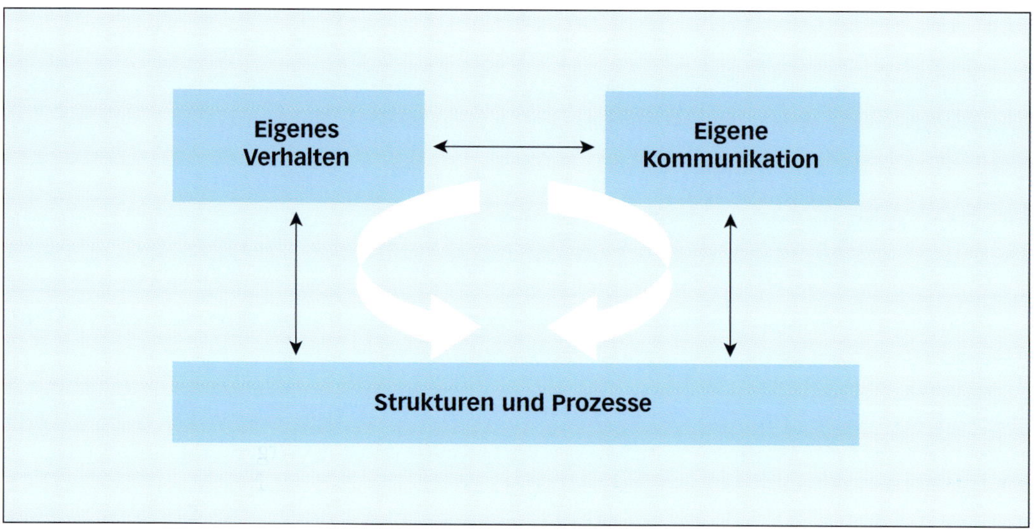

Abb. 9: Die Zirkularität eines Systems.

Die Organisation hat in ihrer Begrifflichkeit mehrere Dimensionen: gestalterisch, instrumentell und institutionell (vgl. u. a. *Thommen, Achleitner* 2003:743). Durch die Gestaltung organisatorischer Prozesse und Strukturen wird das Unternehmen organisiert. Die Tätigkeit des Gestaltens und Entwickelns steht im Vordergrund (Organisationsentwicklung, s. a. Kapitel III). Im institutionellen Aspekt der Organisation ist das Unternehmen eine Organisation (Kapitel 2).

Die **instrumentelle Dimension** der Organisation besagt, dass ein Unternehmen eine Organisation hat, eine bewusst geschaffene Ordnung. Damit ist die Aufbau- und Ablauforganisation gemeint, mit der wir uns hier befassen (vgl. *Wöhe* 2002:145; *Thiele, Koch* 1998:85)[13].

Die **Aufbauorganisation** verknüpft strukturrelevante Elemente, wie Stelle, Instanz und Abteilung, sinnvoll und befasst sich mit Regelungssystemen, die im Systemkontext Verhalten und Kommunikation der Mitarbeiter einer Organisation auf ein organisatorisches Gesamtziel ausrichten und mit spezifischen Maßnahmen eine statische Aufbauhierarchie bilden.
Bei der **Ablauforganisation** handelt es sich dagegen um eine bewusst geschaffene Ordnung von Ablaufprozessen betrieblicher Handlungen (Arbeitsprozesse) im Sinne der dynamischen und erfolgreichen Erfüllung von Leistungserstellungsprozessen.

Aus beiden Standpunkten ergeben sich differente Blickwinkel zur Organisation. Aufbau- und Ablauforganisation bilden die formelle Organisationsstruktur des Betriebs, die in der Realität eng miteinander verwurzelt sind und sich gegenseitig bedingen. Die Aufbaustruktur einer Organisation hat mehrere Ebenen:

Makroebene

Hier ist das Betrachtungsobjekt die **Wertschöpfungskette**. Eine Makrostrukturierung von Unternehmen im Gesundheitssektor würde eine Unterscheidung betrieblicher Strukturen zwischen z. B. Krankenhäusern und Altenheimen bedingen. Die Gestaltungsoption in der Makroebene liegt z. B. in Kooperationen, Outsourcing u. a. m.

Mesoebene

Auf der Ebene der Mesostrukturierung liegen die **Unternehmensstrukturen** im Fokus des Interesses (zum Beispiel Abteilungen eines Krankenhauses). Die Bildung von neuen Strukturen wie z. B. Matrixstrukturen oder Teamstrukturen etc. sind solche spezifischen Gestaltungskonzepte.

Mikroebene

Die **Arbeitsorganisation** ist Gegenstand der Mikroebene. Aus dieser Perspektive werden Prozesse, Ablaufprozesse und Stellen betrachtet. Pflegerische Organisationssysteme wie z. B. Primary Nursing sind hier Gestaltungsmöglichkeiten. Unser Modell der Teamorganisation mit Primary Nursing im Sinne einer interdisziplinären Organisationsentwicklung (Pflege und Medizin) würde sich demnach auf der Meso- und Mikroebene abspielen.

Es gibt derzeit viele Möglichkeiten der Organisationsformen und -systeme. Elementare Strukturdeterminanten sind die Stelle, die Aufgabe und die Form (Struktur) im Unternehmen, die trotz individueller und situativer Gegebenheiten die allgemeinen Strukturierungsprinzipien widerspiegeln; auf diese möchte ich in Anlehnung an *Olfert* und *Steinbuch* (2003: 222ff.) *Olfert* und *Rahn* (1997:129ff.), *Thommen* und *Achleitner* (2003:785ff.) kurz aber prägnant eingehen:

2.2.1.1 Stellenbildung

Die Stellenbildung richtet sich nach der zweckmäßigen Aufgabenerfüllung der Unternehmung.

Bei der verrichtungsorientierten und eher **funktionalen Stellenbildung** werden gleichartige Verrichtungen zu Aufgabenkomplexen zusammengefasst. Bei der Aufgabenspezialisierung stehen Verhinderung von Doppeltätigkeiten, Kostenvorteile durch Effizienz und Effektivitäten bei Einsatz hochspezialisierter Maschinen oder Menschen sowie die Neigung und Befähigung Einzelner im Vordergrund. Beispiel: Einteilung in Produktion, Rechnungswesen, Personal etc.

Die **objektorientierte Stellenbildung** bedingt eine Zusammenlegung unterschiedlicher Verrichtungen mit einem ziel- oder objektbezogenen Blickwinkel. Dieser prozessrichtende Schritt der Stellenbildung verhindert Arbeitsmonotonie, verkürzt Prozesszeiten, optimiert Kommunikationswege im Prozess und die Kosten bezüglich der gegebenen Prozesseffizienz und -effektivität. Beispiel: Autohersteller und seine Produktpalette von Personenwagen, Lastwagen, Rennwagen etc.

Bei der **regionalorientierten Stellenbildung** sind die Subsysteme räumlich zum System verteilt und eher standort- oder absatzbewusst gewählt. Dies trifft zum Beispiel bei großen multinationalen Konzernen zu.

2.2.1.2 Aufgabenerfüllung

Die arbeitsteilige Erfüllung von Aufgaben im Unternehmen bedingt eine Beziehungsgestaltung unter dem Fokus der Leistungserbringung.
Im Rahmen der Führungs- und Durchführungshierarchie bestimmen die Weisungsrechte die Stellenstrukturierung. Die aus dem Stellengebilde resultierende Kommunikation mit ihrer Kommunikationskraft wird im Allgemeinen als Leistungssystem bezeichnet.

Folgende Systeme der Stellenstrukturierung bilden Möglichkeiten der Gestaltung von Organisationssystemen (Basiskonstrukte): Ein-Linien-System, Mehr-Linien-System, Stab-Linien-System und Matrix-System.

Das **Ein-Linien-System** ist gekennzeichnet durch die direkte und einzige Verbindung zwischen vorgesetzter Instanz und Durchführungsinstanz. Dieses Strukturierungsprinzip ist eine der straffesten Formen einer Organisation mit eher funktionaler Ausrichtung, in der die Anweisungen und Informationen direkt und unmittelbar vom Sender (Vorgesetzter) bis zur zum Empfang bestimmten Stelle (Durchführung) geleitet werden. Von Vorteil

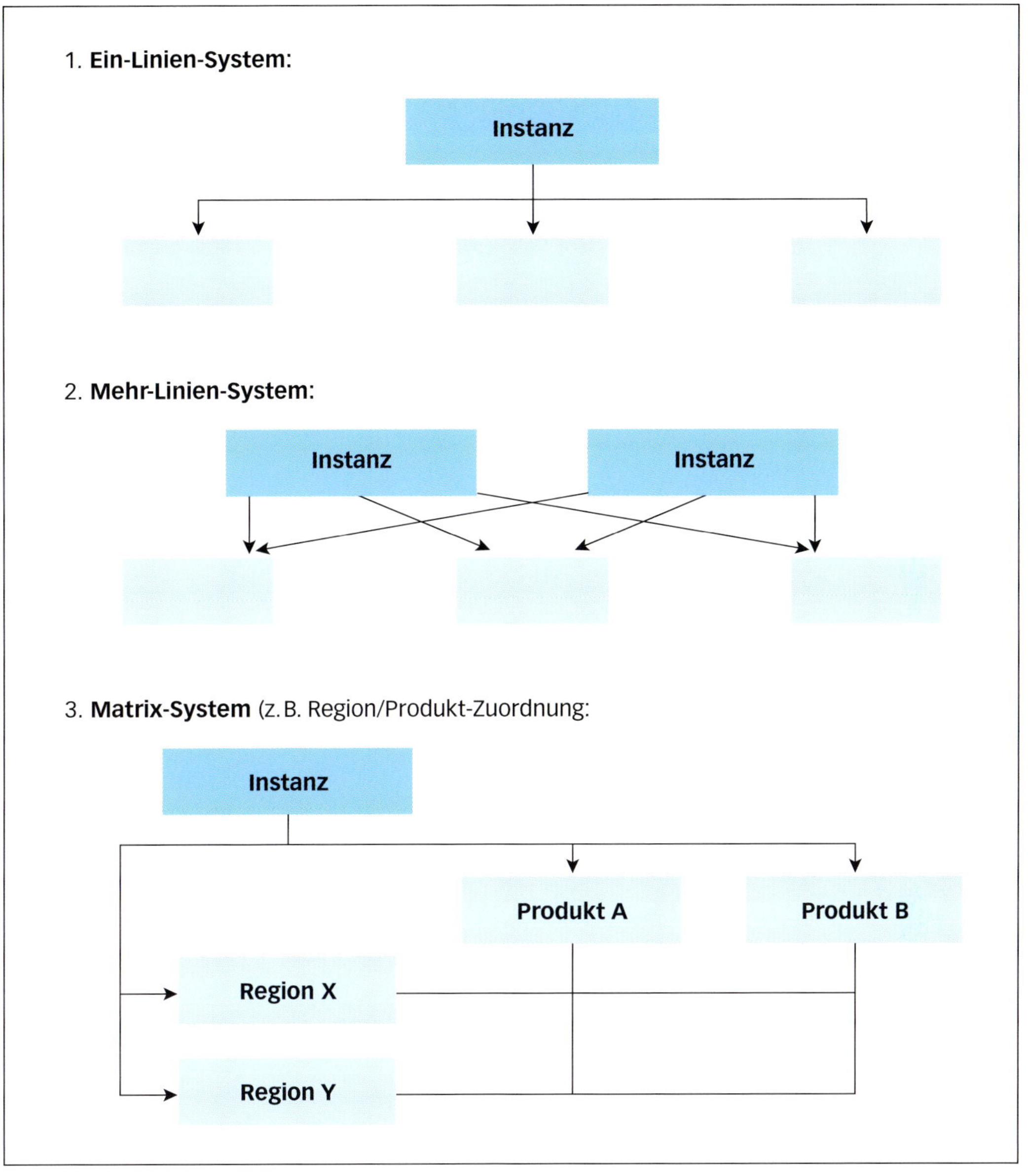

Abb. 10: Aufbauorganisation in verschiedenen Systemen.

ist hierbei die straffe, klare, übersichtliche und einfache Kommunikation mit einer eindeutigen Kompetenzzuweisung. Als nachteilig wird die starre, unter Umständen umständliche und formelle Kommunikation des Systems gesehen.

Beim **Mehr-Linien-System** kommt der Taylorsche Ansatz zum Tragen, der sich in der Mehrfachunterstellung abzeichnet. Jede Stelle ist einer Mehrzahl von übergeordneten Stellen unterstellt. Dieses System stützt sich auf das Prinzip des kürzesten Weges.
Positiv wirken sich hierbei die Ausnutzung des kürzesten Kommunikationsweges aus (schnelle Reaktionsmöglichkeit) sowie die Nutzung spezialisierter Stellen in der Form der

Effektivität. Durch die Aufgabenüberlappung und Systemkomplexität wäre ein möglicher Nachteil die Gefahr der Konflikte im Rahmen von Kompetenz und Verantwortlichkeit.

Werden die bisherigen Liniensysteme um Stäbe (Stabstellen) ergänzt, so handelt es sich dann um ein **Stab-Linien-System**. Hierbei werden die Leitungsinstanzen von Stabstellen beraten. Diese haben keine unmittelbare Weisungsbefugnis gegenüber anderen Abteilungen.

Im Gegensatz zu den hierarchischen Systemen ist die **Matrix-Organisation** eher eine dezentrale, relativ gleichberechtigte Systemstruktur, in der die Stellen wie eine Matrix in einer gewissen Zuordnung aufgestellt sind. Hierbei erfolgt über kurze und flexible Kommunikationswege eine marktgerichtete Kommunikation.

Für das Krankenhauswesen ist ein Mehr-Linien-System mit Stabstelle charakteristisch. Der Pflegedienst ist oftmals weisungsabhängig vom Pflegemanagement, dem ärztlichen Dienst und dem Verwaltungsleiter. Der pflegerische Arbeitsbereich wird mit den unterschiedlichen Befugnissen dieser Instanzen konfrontiert. Die Aufbauorganisation lässt sich also mit verschiedenen Systemen gliedern. Abbildung 10 verdeutlicht dieses. Anmerkung zur Abbildung: Ergänzt man dem Liniensystem um einen Stab, so hat man ein Stab-Linien-System.

2.2.1.3 Organisationsformen

Die Organisationsstruktur wird als Organisationsform abgebildet. Sie ist ein Gebilde, das die Struktur eines Unternehmens unter dem Blick zentraler oder dezentraler Aspekte verdeutlicht. Vier Grundformen (*Olfert* und *Steinbach* 2003: 27ff.) lassen sich differenzieren: Sektorial-, Funktional-, Sparten- und Matrixorganisation.

Eine noch funktional-lineare Struktur mit Modifikation ist in Anlehnung an wirtschaftliche Entwicklungen (veränderte Märkte, steigende Betriebsgröße, zunehmende Konzernbildung und Internationalisierung) die so genannte **Sparten- oder Divisionalorganisation.** Krankenhäuser sind oftmals Spartenorganisationen.

Bei dieser Organisationsform ist der wesentliche Blickpunkt die Dezentralisierung der Unternehmensstruktur, bei der das Gesamtunternehmen in verschiedene Sparten oder Divisionen durch Anwendung des Objektprinzips gegliedert ist. Die Sparten oder Divisionen werden nach Produkten, Kunden, Clustern etc. zu eigenständigen Gebilden zusammengefasst. Zentrale Dienste wie Personal, Controlling, Rechnungswesen u. a. m. sind als Zentralabteilungen in Stabsfunktion unterhalb der Hierarchieebene in der Spartenorganisation zugeordnet.

Tabelle 2 nennt die Vor- und Nachteile (vgl. *Olfert*, *Steinbach* 2003: 272; *Thommen*, *Achleitner* 2003: 796ff.).

Tabelle 2: Vor- und Nachteile einer Spartenorganisation.

Vorteile	Nachteile
• Übersichtliche, straffe Struktur • hohe Flexibilität • hohe Motivation durch optimale Nutzung von Kompetenzen und Verantwortungen • Marktnähe • Schnelle Reaktion möglich • Kurze Kommunikationswege	• Koordinationsprobleme • Bereichsdenken/Egoismus • Synergieverluste • Hoher Bedarf an Führungsverantwortliche • Hoher Spezialisierungsgrad

Die Sparten sind üblicherweise zum Beispiel Innere Medizin, Chirurgie, HNO, Hautkrankheiten etc. Die Zentralabteilungen unterhalb der Klinikleitung sind klassisch wie bei Wirtschaftsunternehmen Abteilungen, wie bspw. Controlling, Personal- und Rechnungswesen, aber auch QM (Qualitätsmanagement) oder EDV.

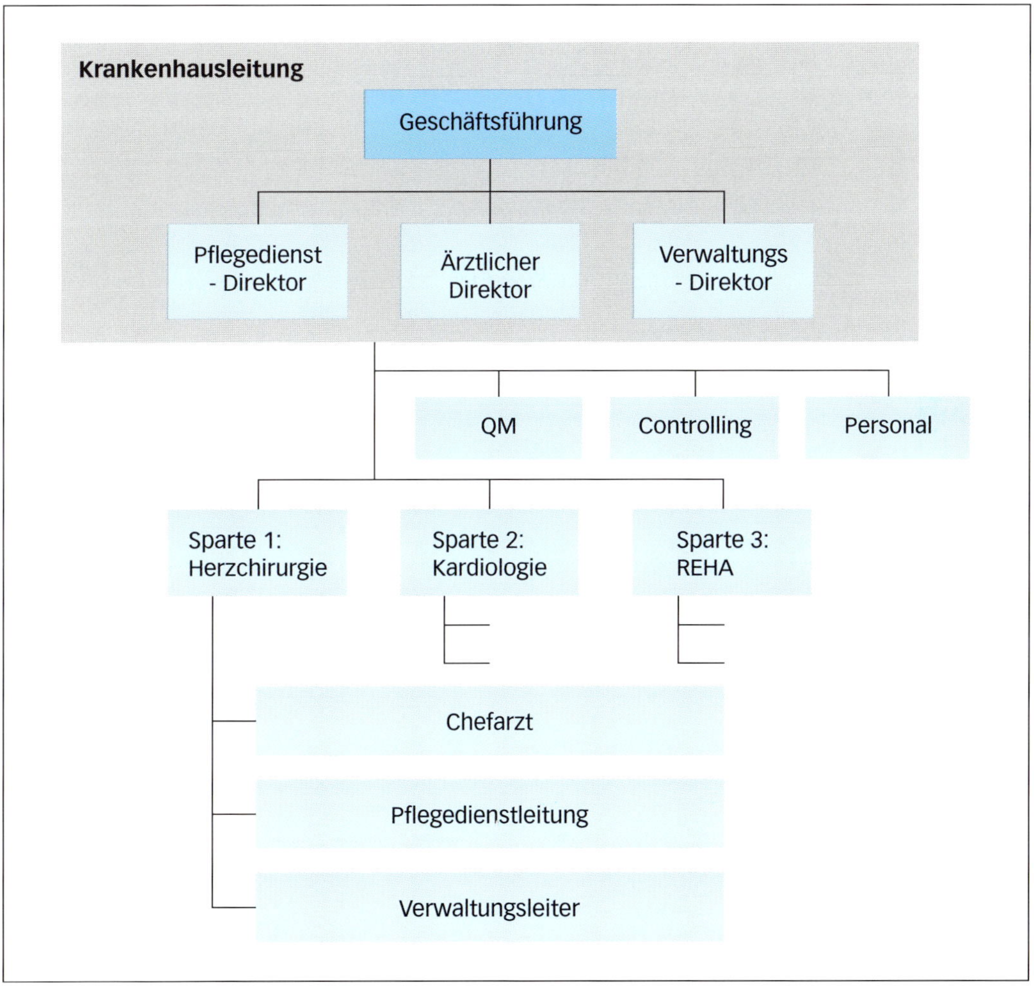

Abb. 11: Das Krankenhaus als Spartenorganisation (Beispiel).

Die bislang aufgeführten Organisationsstrukturen und -formen weisen eher Merkmale einer funktional-linear und reduktionistisch-machtorientierten Denkrichtung in der Organisationsgestaltung der Aufbauorganisation auf. Wie aber sieht die Organisation oder Aufbauorganisation im Systemkontext aus?

2.2.2 Die (Aufbau-)Organisation als soziales System

In der heutigen Systemtheorie ist die Organisation ein autopoietisches soziales System. Kommunikation wird in ihrer Ausprägung als Handlung[14] verstanden. Sie orientiert sich immer an Strukturen und Prozesse, entwickelt weitere Strukturen (vgl. *Groth* 1996:88ff.). Im Drei-Ebenen-Ansatz nach *Kolbeck* und *Nicolai* wird bei der Organisation zwischen der Oberflächen- und Tiefenstruktur unterschieden.
Bei der Oberflächenstruktur handelt es sich um die sichtbaren Handlungen (das System beobachtet/beschreibt sich selbst), bei der Tiefenstruktur um die Struktur- und Sinnebene (Ebene der Konstitution). Hier kommt die Aufbauorganisation in den systemischen Blickpunkt, wenn es gilt, bei einer operativen Geschlossenheit jede Entscheidung als Prämisse nachfolgender Entscheidungen anzusehen (vgl. *Weik, Lang* 2003:154).

Mittel der Strukturbildung wie bspw. das Einstellen von Personal, die Formulierung spezifischer Ziele, die Marktausrichtung und das Leistungsdesign bedingen in der Aufbauorganisation Erwartungen. Strukturen sind somit Erwartungen, sie sorgen für Bestand, garantieren eine gewisse Sicherheit und erhöhen die Beständigkeit des Systems. Ein relevantes Strukturmerkmal, das einige Organisationen von anderen Organisationen unterscheidet, wird im Allgemeinen unter dem Begriff der **Formalisierung** subsumiert. Darunter wird die bestimmte Verhaltensweise der Organisationsmitglieder verstanden.

Leistungen von Menschen in Organisationen werden über Kommunikationen zur Geltung gebracht. Dies geschieht durch die Mitgliedschaft in einem System, die Inklusion. Diese beinhaltet, dass Systeme nur leistungsfähig sind, wenn sie über eine gute Kommunikation verfügen, in die die Personen eingeschlossen sind. Inklusion bedeutet auch eine Grenzziehung sozialer Systeme. Die Form von Inklusion und natürlich Exklusion legt fest, welche Potenziale von Menschen im System zugelassen oder ausgeschlossen werden. Möglichkeiten, Erwartungen und Ziele werden so bestimmt. Über die Stellenbildung (Aufbauorganisation) wird die Mitgliedschaft formiert.

Die Interaktion von Personen ist für die Kommunikation eines Systems interessant, denn die Interaktion findet auch und gerade in organisierten Zusammenhängen statt. Die besondere Dynamik einer Interaktion entsteht durch wechselseitige Rücksichtsnahme oder durch das Beachten der Anwesenden (vgl. *Groth* 2003:180ff.). Folglich gilt: Kommunikation wird über interaktionelles Verhalten von Menschen gestaltet und entwickelt.

Hier ist nun der Ansatz zur Gruppentheorie gegeben. Im systemischen Denken lässt sich festhalten: Mehrere Stellen können eine Gruppe bilden. Gruppen sind interaktionsnah, d. h., auch ohne permanente Anwesenheit gilt über das Prinzip der Inklusion die gegenseitige Kenntnisnahme in der Gruppe. Jeder hat zu jedem prinzipiell einen Interaktionszugang. Gruppen können über die Mitglieder eine Gruppenidentität und Sinnhaftigkeit

herstellen. Sie sind in sich relativ beständig (systemstabil), auch wenn einzelne Mitglieder ausscheiden oder neue hinzukommen.
Eine Form der Aufbauorganisation, in der sich alle systemevidenten Aspekte wieder finden, ist die so genannte abgeleitete Form der Spartenorganisation, die **Teamorganisation**.

2.2.3 Kommunikation über Strukturen: Teamorganisation

Über das Konzept der vollständigen Tätigkeit gelingt uns der Übergang zur Gruppenarbeit und zu Gruppenprozessen. Danach folgt der Schritt zur partizipativen Theorie nach *Likert*, der letztendlich zum Konzept der Teamorganisation führt.

2.2.3.1 Das Konzept der vollständigen Aufgabe

In Anlehnung an *Hacker* wird einem Stellengebilde als Mittel der Aufbauorganisation ein spezifischer Arbeitsauftrag zugeordnet, über dessen Inhalte entscheidende Festlegungen zur Strukturierung einer Organisation erfolgen (vgl. *Hacker* 1998:51ff.). Über dieses Primat der Aufgabe werden Strukturen konstruiert, also Leistungen ermöglicht.

Sollen im Rahmen der Systemtheorie nicht nur die Oberflächenstrukturen (Handlungen), sondern auch die Tiefenstrukturen einer Organisation als soziales System im Fokus der Organisationsform liegen, so ist es letztendlich eindeutig, bei der Stellenbildung vom faktortheoretischen Paradigma des Taylor-Ansatzes abzuweichen und zu Überlegungen überzugehen, bei denen ganzheitliche Aspekte mit sinnhaften Dimensionen bei der Tätigkeit von Personen in Organisationen im Vordergrund stehen.

Aus dem humanistischen Menschenbild der 50er und 60er Jahre Nordamerikas entstand ein Humanismus, der weit reichende Folgen für viele Bereiche der Wissenschaften hatte. Dieser humanistische Weg hilft auch innerhalb der Systemtheorie weiter, denn es gilt: Die allgemeinen Prinzipien des Humanismus sind nach *Meleis* kreative Kraft, Holismus, Subjektivität, Sinnhaftigkeit, Interaktionismus und Aktivität (vgl. *Meleis* 1999:458).

Das empirisch gesicherte »Job-Characteristics-Modell« von *Hackmann* und *Oldham* von 1980, das auf humanistischen Überlegungen[15] beruht, besagt, dass eine Tätigkeit dann intrinsisch motiviert ist, wenn sie ein optimales Aktionsniveau ermöglicht und ein Gefühl der Selbstbestimmung vermittelt.

So sind laut *Brandstätter* fünf Kernmerkmale der Arbeit im Prinzip Grundlage für eine hohe Qualität der Arbeitsleistung und Arbeitszufriedenheit (vgl. Tabelle 3).

Diese Überlegungen zur Arbeitsgestaltung führen zu der Theorie und Praxis der persönlichkeitsfördernden Arbeitsgestaltung, die sich im Konzept der vollständigen Tätigkeit widerspiegelt.

Bei dem unter anderem von *Hacker* geprägten Konzept handelt es sich um Ganzheitlichkeiten bzw. Vollständigkeiten, der eigenständigen Zielsetzung sowie der Möglichkeit, zu entscheiden und zu entwickeln (vgl. *Ulich* 2004:230).

Tabelle 3: Job-Characteristic-Modell nach *Hackmann* und *Oldham* (zit. n.: *Brandstätter* 1999:347).

Kernmerkmale der Arbeit	Erlebniszustände	Folgen
Anforderungsvielfalt Ganzheitlichkeit Bedeutung	} Erlebte Sinnhaftigkeit	} Hohe Motivation, hohe Leistung, hohe Arbeits-Zufriedenheit
Autonomie	= erlebte Verantwortlichkeit	
Rückmeldung	= Kenntnis der eigenen Arbeitsergebnisse	

Das Konzept der vollständigen Tätigkeit beinhaltet fünf Elemente: (1) Ganzheitlichkeit, (2) Anforderungsvielfalt, (3) Möglichkeit der sozialen Interaktion, (4) Lern- und Entwicklungsmöglichkeiten sowie (5) Sinnhaftigkeit. Diese Elemente werden wir näher beleuchten und die Realisierung dieser Anforderungen im Allgemeinen auf den Pflegebereich überprüfen (in Anlehnung an *Ulich* 2001, zit. in *Schuler* 2004: 229).

Bei der **Ganzheitlichkeit** erkennen die pflegerischen Mitarbeiter die Bedeutung und den Stellenwert ihrer Tätigkeit. Sie erhalten aus ihrer Tätigkeit selbst Rückmeldung. Hierbei könnte eine pflegebezogene Arbeit im Sinne eines Case Management[16] der Ansatz sein.

Die **Anforderungsvielfalt** wiederum vermeidet einseitige Beanspruchungen. Stattdessen werden unterschiedliche Fähigkeiten, Kenntnisse und Fertigkeiten verlangt. Dies bedeutet eine Abkehr von der funktionalen Arbeitsweise hin zum prozesshaften Tun.[17]

Die **Möglichkeit der sozialen Interaktion** umfasst die Option, bei Schwierigkeiten in der pflegerischen Tätigkeit eine gemeinsame Bewältigungsstrategie nutzen zu können und dabei gegenseitige Unterstützung zu erfahren. Dies könnte über eine Stelleneinbettung der Pflege im therapeutischen Konzept gelingen, wobei die Pflege im Leistungserstellungsprozess gleichberechtigt mit den Medizinern fungiert. Bei gegebenen **Lern- und Entwicklungsmöglichkeiten** bleibt die geistige Flexibilität der Pflegenden erhalten. Die Möglichkeit der Weiterentwicklung im fachlichen und persönlichen Rahmen wird von Seiten der Organisation gefördert.

Ein Gelingen dieses Anspruchs wird nur über kooperative, partizipative und Stellenbeziehungen erreicht und dies bedingt eine entsprechende Organisationsform. Die **Sinnhaftigkeit** lässt sich darin finden, dass den Pflegenden das Gefühl vermittelt wird, an der Leistungserbringung zur Gesundung des Patienten direkt beteiligt zu sein und eine mit der Umwelt übereinstimmende Tätigkeit zu praktizieren.

Tabelle 4: Realisierungsoptionen aus dem Konzept der vollständigen Tätigkeit.

Merkmal	Aufbauorganisation	Ablauforganisation
Ganzheitlichkeit Anforderungsvielfalt Soziale Interaktion Entwicklung Sinnhaftigkeit	} **Wirken in der Gruppe (Gruppenarbeit)**	} **Prozessarbeit**

Die Pflege hat in der Gesellschaft eine bedeutsame Rolle, im Krankenhauswesen oftmals aber eine eher untergeordnete Funktion. Dies gilt es über neue Organisationsstrukturen (Sinnstrukturen) zu beseitigen.
Das **Konzept der vollständigen Tätigkeit** ist im Prinzip der Schlüssel für Optionen der Pflege, im systemischen Kontext Veränderungen zu initiieren. Tabelle 4 fasst zusammen.

Wie zu sehen ist, ist das Konzept der vollständigen Tätigkeit als systemkontextuelle Anforderung für die Pflege nur über Gruppenarbeit (Aufbauorganisation) und Prozessarbeit (Ablauforganisation) umsetzbar (vgl. *Ulich* 2004:231).

2.2.3.2 Gruppenprozesse

Die Gruppe ist in der systemtheoretischen Überlegung hinsichtlich der Aufbauorganisation entscheidend. Wesentliches Kennzeichen einer Gruppe ist, dass sie aus zwei oder mehreren Personen besteht (soziale Gruppe). Kleine und überschaubare Gruppen wie bspw. Arbeitsgruppen sind so genannte Primärgruppen, die in der Regel durch »Face-to-Face-Kommunikationen« charakterisiert sind (vgl. *Brodbeck, Frey* 1999:358).

Die Gruppenmitglieder sind aufeinander bezogen und beeinflussen sich gegenseitig (Interaktion). Durch die unterschiedlichen Interaktionsmuster der Gruppenmitglieder entsteht eine Gruppenstruktur, die nach *Mann* multidimensional sein kann: Eine positive soziometrische Struktur bedingt eine **Gruppenkohärenz** und damit die Möglichkeit zur Produktivität und Effizienz (vgl. *Mann* 1991:53ff.).
Die Gruppe ist zielorientiert und normiert – es gibt Verhaltensrichtlinien für die Mitglieder der Gruppe. Die Summe aller Kräfte, die die Bindung an eine Gruppe schaffen, wird **Kohäsion** genannt. Das Kohäsionspotenzial ist laut *Brodbeck* und *Frey* abhängig von der Attraktivität der Gruppe (Stolz), der Attraktivität zwischen den einzelnen Gruppenmitgliedern (Sympathien) und der Attraktivität der Gruppenaufgabe (Motivation). Je höher die Kohäsion, desto höher die Zielorientiertheit.

Normen werden als Spielregeln zur Ordnung des Interaktionsgeschehens in der sozialen Gruppe verwendet. Normen ermöglichen Erwartungen, weil sie das Verhalten der Gruppenmitglieder besser vorhersehbar machen und soziale Beziehungen von unnötigen Aushandlungsprozessen entlasten (vgl. *Brodbeck, Frey* 1999:359).

Die Gruppe ist eine Organisation, d. h., unterschiedliche Stellen mit unterschiedlichen Rollen. Die Kohäsion (Zusammenhalt) der Gruppe ist die Grenzziehung zur Umwelt oder zu anderen Gruppen (Sinnstrukturen, Wir-Gefühl).

Nach *Bahrdt* werden soziale Gruppen als soziale Systeme beschrieben (vgl. *Bahrdt* 2000:95ff.). Die systemtheoretischen Merkmale eines Systems sind nach *Bahrdt* auch auf die Gruppe übertragbar, weil die Gruppe zu jeder Zeit für sich entscheiden muss, in welcher Hinsicht sie offen oder geschlossen sein will oder kann. Die Organisation kann mit Normierungen, Verfahrens- oder Arbeitsanweisungen die Gruppe als Subsystem beeinflussen, wobei die Grenzziehung deutlich wird. Über die Gruppenkohäsion und die erlebte Sinnhaftigkeit wird ein »Wir-Gefühl« erzeugt.

Der Gruppenbildungsprozess Forming (Entstehungsphase), Storming (Konfliktphase), Norming (Stabilisierungsphase) und Performing (Produktivitätsphase) bedingt eine interne Sicht (von innen heraus im Prinzip der Selbstorganisation) sowie eine externe Sicht (d. h. im Rahmen der Aufbauorganisation durch das Organisationsprinzip der gelenkten Gruppenbildung[18]). Im betrieblichen Sinn wird statt »Gruppe« der Begriff des »Teams« verwendet. Neben den schon dargestellten Gruppenmerkmalen haben Teams auch einen Leistungsaspekt inne.

Ein Team bildet sich, wenn in einer Organisation eine Arbeitsgruppe so zusammengestellt wird, dass die Fähigkeiten und Fertigkeiten der Teammitglieder sich ideal ergänzen. Ein solches Team besteht nicht nur für die Bearbeitung eines Projekts, sondern für ein umschriebenes Projekt oder einen spezifischen Leistungsprozess, der sich über einen längeren Zeitraum erstreckt. Ein Team ist demnach eine Arbeitsgruppe. Teamarbeit bedeutet: Gruppenarbeit als Team.

Bei der Gruppenarbeit werden verschiedene Einzelschritte eines Arbeitsvorganges von mehreren Personen gemeinsam oder arbeitsteilig ausgeführt. Zwei Formen der Gruppenarbeit lassen sich ableiten:
- die selbst organisierte Gruppenarbeit (s. a. Kapitel III)
- die tayloristische Gruppenarbeit

Unter dem Blickwinkel der kontinuierlichen Verbesserung optimieren Gruppen ständig ihre Arbeitsabläufe. Teamarbeit enthält im Sinne eines ganzheitlichen und bereichsübergreifendes Managementsystem sowie eines offenen sozialen Systems (Kommunikationssystem) neben der Umsetzung des Konzeptes weitere Leistungsmerkmale:
- Erhaltung und Steigerung der Wettbewerbsfähigkeit
- Verbesserung der Ertragssituation
- Senkung der Produktions- und Produktkosten
- Verbesserung der Leistungs- oder Produktqualität
- und Prozessorientierung

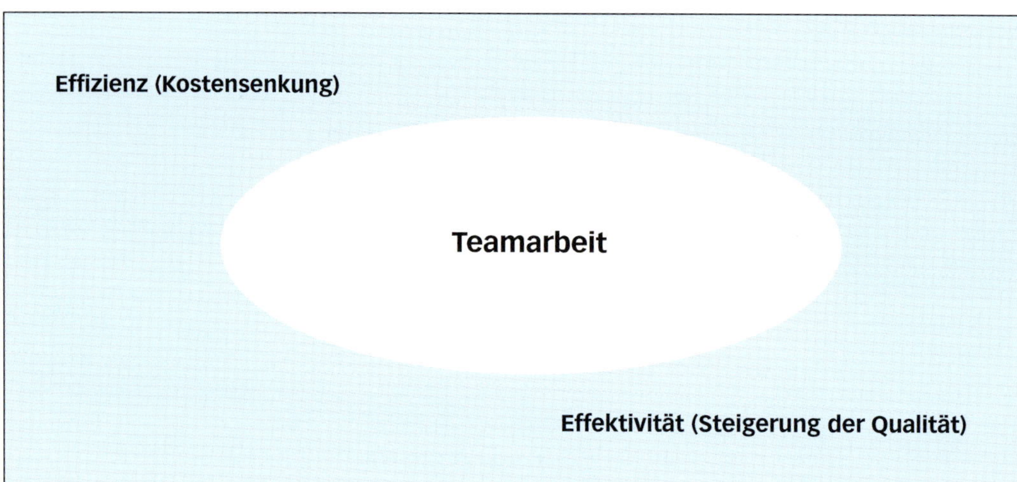

Abb. 12: Teamarbeit im ökonomischen Kontext.

Teamarbeit kann letztlich mit dem Konzept der vollständigen Tätigkeit ein Primat der Organisationsentwicklung darstellen, gilt es doch, betriebliche Strukturen in der Aufbau- oder Ablauforganisation im Spannungsverhältnis zwischen Effizienz und Effektivität zu schaffen. Abbildung 12 vermag dieses zu verdeutlichen.

2.2.3.3 Team-Konzept nach Likert

Teambildung ist eine Organisationsstruktur, die eine Vielzahl von Teamkonzeptionen zulässt. Teams als Elemente einer Teamorganisation nennt man **Teamkonzeption** (z. B. Projektteams für einen speziellen Zeitraum, oder Task Forces).

Im Allgemeinen ist die Teamorganisation ein Konstrukt der Aufbauorganisation, bei der auf Hierarchieebenen und lineare oder funktionale Beziehungen (Weisungsbefugnissen) verzichtet wird. Stattdessen gelten kollektive Gruppenentscheidungen und gemeinsame Gruppenverantwortung. Durch diese fehlende Hierarchie soll die Motivation und Effizienz der Mitarbeiter durch Partizipation, Transparenz und der Möglichkeit der Umsetzung des Konzepts der vollständigen Tätigkeit maximiert werden. Als mögliche Kritikpunkte werden die Gruppenproblematiken wie langwierige Entscheidungs- oder Koordinationsprozesse sowie Konflikte bei Teamorganisationen betrachtet. Die Effizienz der Teamorganisation nimmt nach soziologischer Lehrmeinung mit zunehmender Organisationsgröße ab.

Wir wollen uns nun im Weiteren auf die Teamkonzeption beziehen und die Teamorganisation, oder den **System-4-Ansatz** nach *Likert* vorstellen.

Likert stellte fest, dass Organisationen mit einer geringen Effizienz sich durch autoritäre und hierarchische Strukturen auszeichneten (geringes Verständnis und Unterstützung für den Mitarbeiter, einseitiger Kommunikationsfluss, wenig Transparenz, starke Kontrolle mit Restriktionen, hoher Grad an Arbeitsteilungen u. a. m.) (vgl. *Holling, Kanning* 2004:64).

Likert setzt demgegenüber auf das Konzept der vollständigen Tätigkeit, auf Partizipation, Kommunikation und den Human-Ressourcen-Ansatz. Beim Letzterem wird der in einer Organisation arbeitende Mensch als wichtige Ressource betrachtet, dessen Potenziale den Erfolg (Ansatz s. o.) zu einem großen Teil mitbestimmen. Ziel ist es, eine Organisationsstruktur zu schaffen, die ein aktives Entfalten der Mitarbeiterpotenziale ermöglicht.

Dieser Ansatz will sowohl die persönlichen Bedürfnisse des Mitarbeiters als auch die organisatorischen Ziele in Einklang miteinander bringen: Es geht im Prinzip um Organisationen, die unter humanen Ansprüchen Effizienz und Effektivität erfolgreich umsetzen wollen. Dieser Theorieansatz entstand durch *Likert*, einem Arbeits- und Organisationspsychologen, 1967 am Institut for Social Research, Ann Arbor, Michigan.

Das Likert-Modell ist ein partizipatives Organisations- und Führungsmodell, wobei sich eine Organisationsstruktur aus Teams zusammensetzt und in der die einzelnen Teams durch Verbindungsmitglieder verbunden sind. Das Wesentliche der partizipativen Systemstruktur sind die unterstützenden Beziehungen. Das System zielt darauf ab, dass die Mitglieder der Teamorganisation die Beziehungen und Interaktionen innerhalb des Teams als

förderlich begreifen: für sich selbst und für das Team. Alle Mitglieder des Teams partizipieren an Entscheidungen, Zielen und Erfolgen/Misserfolgen.
Die Teams sind überlappend, da ein Teammitglied wiederum Mitglied eines Teams auf einer anderen Hierarchieebene ist. Dieses Mitglied fungiert als Verbindungsglied der einzelnen Teams. Dadurch soll der Kommunikationsfluss verbessert werden (System-4-Ansatz). Dieser theoretische Ansatz ist nach ein Gegenpol zu System 1 und 2, die autoritäre bzw. milde autoritäre Führungsmethoden darstellen. System 3 ist ein Übergang vom autoritären zu einem partizipativen Unternehmensmodell nach *Likert*. Dieser System-4-Ansatz beruht auf empirischen Ergebnissen seiner Studien (vgl. *Holling, Kanning* 2004:64ff.; *Thommen, Achleitner* 2003:812ff.):

- Die Produktivität von Gruppen wird gesteigert durch einen personenorientierten Führungsstil (weniger Kontrolle, eher begleitend und helfend, Kommunikation hoch, Offenheit, Interaktion, Selbstbestimmung unterstützen = humanistischer Führungsstil)
- Produktive Gruppen zeichnen sich durch hohe Hilfsbereitschaft und Unterstützung untereinander aus.
- In kohäsiven Gruppen wird ein unbehinderter und unverzerrter Informationsfluss festgestellt.

Daraus postulierte *Likert* folgende Prinzipien für die Teamorganisation als System-4-Ansatz (vgl. *Likert* 1976, zit. n.: *Thommen, Achleitner* 2003:812):

Supportive relationships

Interaktion, Beziehung und Verantwortung innerhalb der Organisation sind mitarbeitergerichtet (nach innen) und auch gegenüber dem betrieblichen Zweck/Aufgabe (nach außen). Sie sollen unterstützend und wertschätzend erlebt werden. Der Vorgesetzte soll sein System dahingehend überprüfen und vorantreiben.

Group decision making

Die Arbeit innerhalb der Organisation wird als Teamarbeit organisiert. Die Gruppenmitglieder partizipieren aktiv am Entscheidungsprozess mit. Die Gruppe ist interaktiv, organisiert sich selbst, die Verantwortung liegt beim Teamleiter.

Linking pins

Darunter wird die multiple überlappende Gruppenstruktur im Sinne einer Netzwerkorganisation verstanden. Die Gruppen sollen sich hierbei horizontal, vertikal oder lateral überlappen.

Abbildung 13 verdeutlicht die Likert-Theorie der überlappenden Gruppen im System-4-Ansatz.

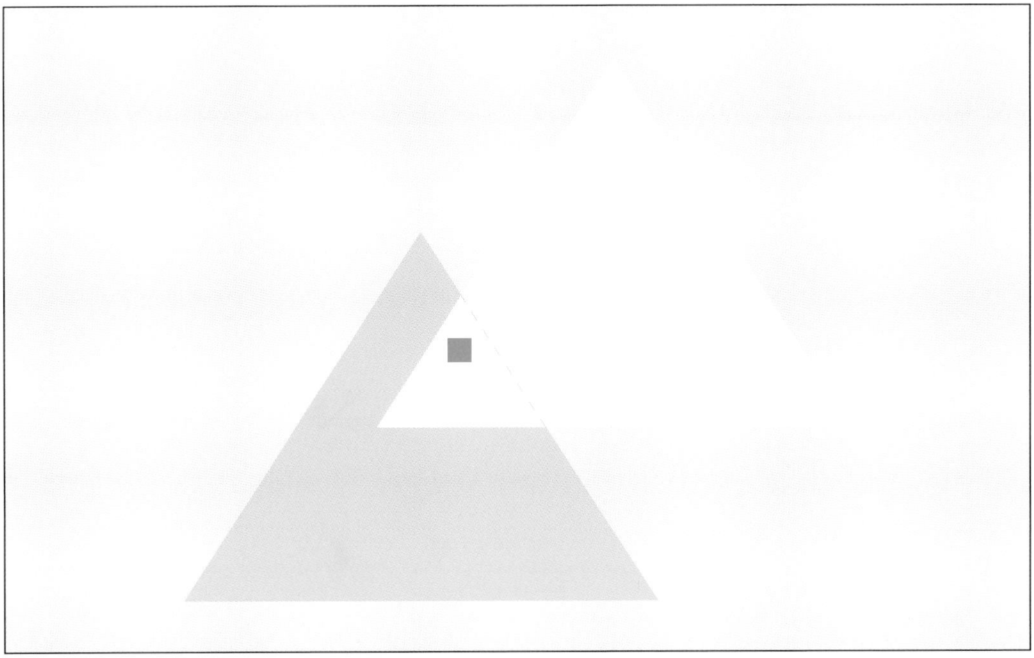

Abb. 13: Vertikale Überlappung im System-4-Ansatz nach *Likert*.

Bei der vertikalen Überlappung ist der Teamleiter gleichzeitig Mitglied in einem weiteren Team. Diese Organisationsstruktur ergibt die permanente Teambildung.
Ein anderer Typus ist das horizontale Team (vgl. Abbildung 14).

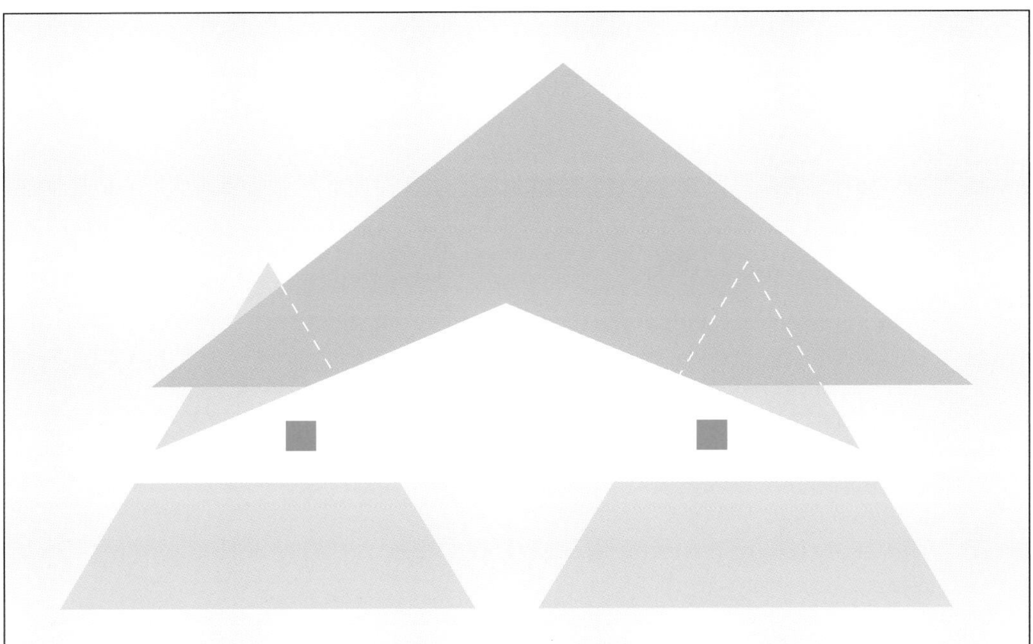

Abb. 14: Horizontale Überlappung im System-4-Ansatz nach *Likert*.

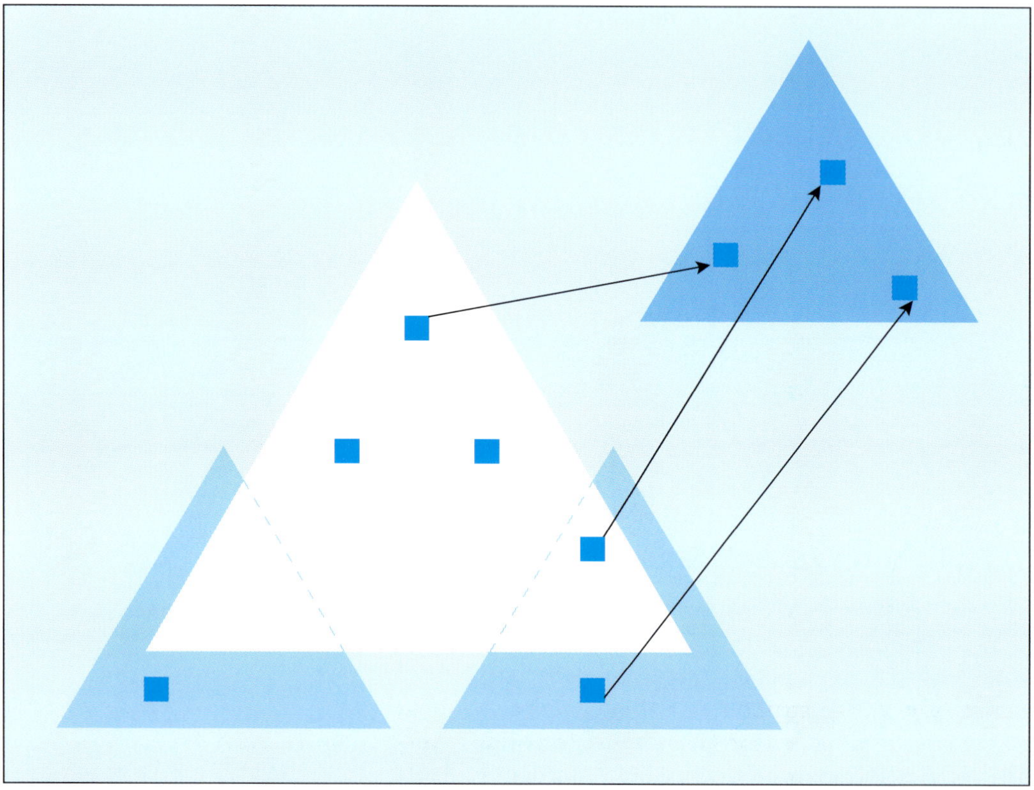

Abb. 15: Laterale Überlappung im System-4-Ansatz nach *Likert*.

Die horizontale Überlappung eignet sich für Projektteams. Aus verschiedenen Gruppen derselben Stufe werden Mitarbeiter mit unterschiedlichen Fähigkeiten ausgewählt und in einem spezifischen projektbezogenen Team eingesetzt.

Außerdem gibt es das laterale Team (vgl. Abbildung 15).

Die laterale Überlappung entspricht einer Task Force. Dieses Team wird als »Problemlösungsteam« meistens nur temporär zusammengesetzt. Es besteht aus Personen, deren Position in der Hierarchie unabhängig von der Position in der neuen Gruppe ist. Ein wichtiges Kriterium zur Teambildung ist die Problemlösungskompetenz der Teammitglieder.

In der Organisationsentwicklung in Kapitel 3 werden wir uns mit **vertikalen Teamstrukturen** beschäftigen. Die vertikale Teamorganisation stellt ein innovatives, modernes und systemkompatibles Organisationskonstrukt im Sinne der Systemtheorie dar, dass im Rahmen der Organisationsentwicklung bestens geeignet ist.

Von der Aufbauorganisation ist nun der logische Schritt zur Ablauforganisation gegeben. Das vorgestellte Konstrukt ist zu füllen.

Die Aufbauorganisation beschreibt die Verteilung und Anordnung materieller oder immaterieller Ressourcen. Diese Dimension wird nun im Rahmen der Ablauforganisation um die eher räumlich-zeitliche Komponente ergänzt. Hierbei handelt es sich im Allgemeinen um den Ablauf des betrieblichen Geschehens; alle Regelungen, von den Aktivitäten bis zur Aufgabenerfüllung, fallen unter die Ablauforganisation.

2.3 Primary Nursing

Primary Nursing ist **eine** Methode der Prozessorganisation (Ablauforganisation). Dies ist zunächst wichtig. Pflegerische Prozesse schließen sich an und geben mit dem Modell des Primary Nursing ein adäquates Mittel der Teamorganisation.

2.3.1 Prozessorganisation (Ablauforganisation)

Die Prozessorganisation strukturiert den Arbeitsprozess (vgl. *Olfert, Steinbuch* 2003:307).

2.3.1.1 Vom Prozess zur Leistung

Im Allgemeinen lässt sich sagen, dass Prozesse als Abfolge von Tätigkeiten oder Verrichtungen, die im Zusammenhang miteinander stehen, beschrieben werden. Erweitern wir diese Begrifflichkeit um die systemtheoretische Dimension, dass Prozesse nach *Luhmann* (1987:74) aus irreversiblen Ereignissen bestehen, also nicht rückwärts laufen können, so sind Prozesse eine strukturierte Folge von Verrichtungen, die in ziel- oder sinnorientierter Beziehung zueinander stehen und im temporären Kontext zu sehen sind[19].
Im Gesundheitswesen-Management werden Prozesse als Verrichtungen bestimmt, die beschreiben, wie und durch welche Arbeit von Tätigkeiten die Aufgabe, für die der Prozess gilt, erfüllt wird. Prozesszuordnung bedingt klassisch das Ziel der Aufgabenerfüllung. Bei dieser Aufgabenerfüllung handelt es sich um einer Dienstleistung.

Im Krankenhaus werden Dienstleistungen in Form von so genannten immateriellen Leistungen nach dem uno-actu-Prinzip erbracht. Diese Leistung kann nur dann erbracht werden, wenn der Leistungserbringer (Pflegekraft) und der Leistungsempfänger (Patient) im gleichen Raum zu gleicher Zeit in einer Beziehung zueinander stehen. Leistungen sind demnach prozessbezogen.

Die Dienstleistungsdimensionen sind die Potenzial- (Leistungsfähigkeit), Prozess- (Aktivität an sich) und Ergebnisdimension (Ergebnis/Wirkung) (vgl. u. a. *Fließ, Reckenfelderbäumer* 2001:279ff.). Wichtig ist hierbei, dass der Kunde bestimmt, was Qualität ist (vgl. *Zwierlein* 1997:187). Die Kundenintegrativität ist folglich das Zauberwort, gilt doch: Je höher die Kundeneinbindung ist, desto höher ist auch die Dienstleistungsqualität (vgl. *Eisenreich* 2002:204ff., *Eichhorn* 1999:7ff.).

Einen Dienstleistungsprozess, bspw. Krankenpflege im Krankenhaus, kann man getrost als solch einen Prozess sehen, denn er bewirkt Zustandsveränderungen am Kunden (hier: Patienten). Der Erfolg eines Prozesses (Wertzuwachs) hängt sowohl vom Erreichungsgrad der Patientenerwartungen (über den Prozesslauf = Throughput) als auch von der Prozessstruktur (Input) ab. Das Erbringen einer Leistung als Prozess ist ein Arbeitsprozess. Die Dienstleistung im Krankenhaus bedingt eine Vielzahl von Arbeitsprozessen.

Arbeitsprozesse im Krankenhauswesen lassen sich in Teil-, Kern- oder Supportprozesse aufteilen. Komplexe Arbeitsprozesse können stets in Teilprozesse aufgeteilt werden.
Kernprozesse bestehen aus einer Verknüpfung von zusammenhängenden Verrichtungen, Entscheidungen, Materialflüssen und dergleichen. Sie werden unmittelbar von der Unternehmensstrategie abgeleitet (z. B. Leitbild).
Ein Krankenhaus hat mehrere Kernprozesse (z. B. Patientenversorgung in der Kardiologie etc.). Für ein Krankenhaus besteht die Kernleistungsaufgabe in der Zustandsveränderung des Patienten (also der Gesundung). Hieraus ist abzuleiten, dass das Krankenhaus als System zur Aufgabenerfüllung mehrere Subsysteme in Form von Supportprozessen benötigt (Ärzte, Pflegekräfte, Hotellerie, Technik etc.).
Bei den **Supportprozessen** handelt es sich folglich um Prozesse, die die Grundlage für die Leistungserstellung eines Unternehmens darstellen (vgl. *Zapp, Dorenkamp* 2002:30ff.). *Wöhe* hält fest, dass alles, was in einer Organisation Krankenhaus passiert, kundenorientiert[20] sein muss. Prozesse in diesem Kontext sind Kanäle, die die Leistungen des Betriebes zum Kunden transportieren.
Über diese Leistungsprozesse werden **wertschöpfende Leistungen** aktiviert. Organisationsstrukturen, die sich nicht danach oder nicht kundenorientiert ausrichten, sind ineffektiv und nicht wettbewerbsfähig (vgl. *Eichhorn* 1999:11).
Wertschöpfende Leistungen werden auch als Kernprozesse oder **primäre Leistungsprozesse** bezeichnet. Ein primärer Leistungsprozess im Krankenhaus wäre z. B. die Patientenbehandlung. Dieser Prozess umfasst nicht nur den Kernprozess der Behandlung mit den Teilen Medizin und Pflege etc., sondern auch viele vor- und nachgelagerte Teilprozesse wie Medizintechnik, Hotellerie, Müllentsorgung, Verwaltung u. a. m.
Sind die Kern- und Supportprozesse im Krankenhaus bekannt, so lassen sich sowohl die Wertschöpfungskette als auch die Kern- und Supportprozesse im Krankenhaus abbilden (vgl. *Gaitanides* 1998, zit. n. *Picot*, *Korb* 1999:18ff.).
Prozesse sind hinsichtlich ihrer ökonomischen, patientenorientierten und ressourcenadaptierten Aspekte miteinander abzustimmen. Diese Prozessorientierung ist eine Erfolg versprechende Methode der Ablaufgestaltung. Die Umsetzung und Entwicklung der Prozessorientierung im Krankenhauswesen mit den Prozessen als Instrumenten der funktions- oder verrichtungsübergreifenden Verknüpfung zur Dienstleistungserstellung geschieht über die Prozessorganisation, das Prozessmanagement.

2.3.1.2 Prozessmanagement

Wird der Fokus auf das Krankenhaus gelegt, so betrifft die Prozessorientierung der Krankenhäuser nicht nur den Kernprozess (Gesamtversorgungsprozess), sondern auch die unterstützenden Teilprozesse des Kernprozesses. Ziel der Prozessorganisation ist die Prozessorientierung des Krankenhauses sowohl mit dem Blick nach innen (Leistungserbringung im effizienten und effektiven Sinn) als auch mit dem Blick nach außen (Verbesserung der Gesamtleistung des Krankenhauses für den Patienten in Form eines Wertzuwachses).

Viele Autoren sind der Meinung, dass in diesem Kontext die Prozessorganisation die Aufbaustruktur (Aufbauorganisation) beeinflusst. Meiner Meinung bedingen sich Prozess- und Aufbauorganisation gegenseitig (mehr dazu in Kapitel 3) (vgl. Abbildung 16).

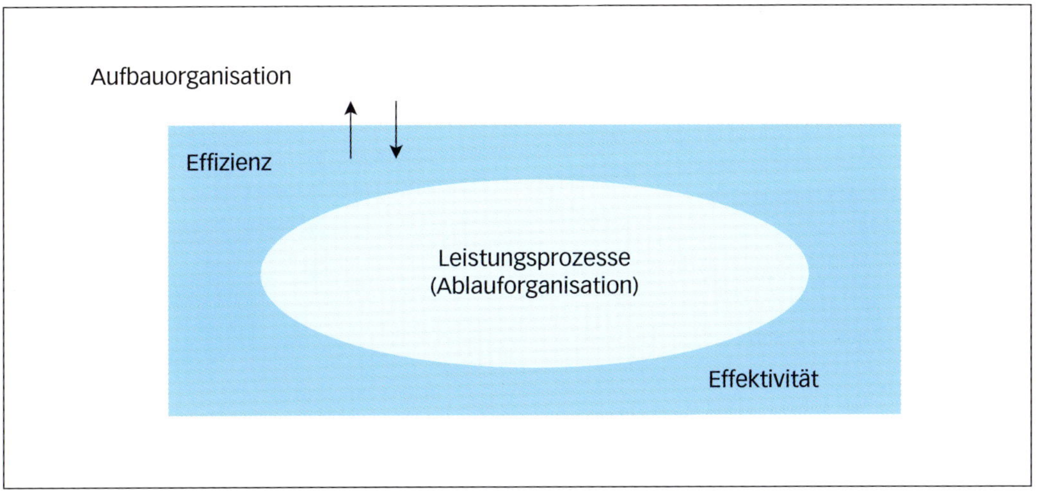

Abb. 16: Prozess- und Aufbauorganisation bedingen sich gegenseitig.

In jedem Krankenhaus ergibt die Fülle von Arbeitsprozessen unterschiedliche Kern- und Teilprozesse und damit Unterschiede der jeweiligen Leistungserbringer. Behandlungsprozesse rücken in den Mittelpunkt des Geschehens eines Krankenhauses: im Sinne einer von Patienten- und Kundenanforderungen geprägten Ablauforganisation.

Ein zielorientiertes Gestalten und Lenken sozialer Systeme mit Strukturen und Prozessen wird in systemtheoretischer Sichtweise als Management verstanden. Folglich ist Prozessmanagement (Prozessorganisation) ein zielorientiertes Gestalten, Lenken und Analysieren von Prozessen in sozialen Systemen zur Optimierung der unternehmerischen Wertschöpfungskette (vgl. *Zapp, Dorenkamp* 2002:34). Gestaltungsprinzipien sind nach *Eichhorn* (1999:8ff.) und *Schmidt-Rettig* (1999:211ff.) Folgende:

Dominanz der Arbeitsprozesse über die Aufbaustrukturen

Die Gesamtorganisation Krankenhaus muss sich nach dem Ablauf der Arbeitsprozesse richten. Im patientenorientierten und prozesshaften Kontext gibt die Prozessorganisation die Systemstruktur vor bzw. bedingt die Ableitung der Prozessstruktur die Aufbaustruktur. Die verrichtungsorientierte Ablauforganisation mit ihrer funktionalen tayloristischen Aufgabenverrichtung kann bspw. nur die Struktur des Liniensystems in der Aufbauorganisation geben. Prozesshaftes Denken erfordert andere Strukturen, als eine Teamorganisation.

Funktionsüberschreitende Prozesse

Die Prozessorganisation hat im Gegensatz zur funktional-reduktionistischen und verrichtungsorientierten Denkweise die ganzheitliche Bearbeitung zum Ziel. Dies erfordert eine Arbeitsprozessentwicklung über einzelne Arbeitsbereiche hinaus und verstärkt so die Überwindung von Berufgruppendenken und -grenzen.

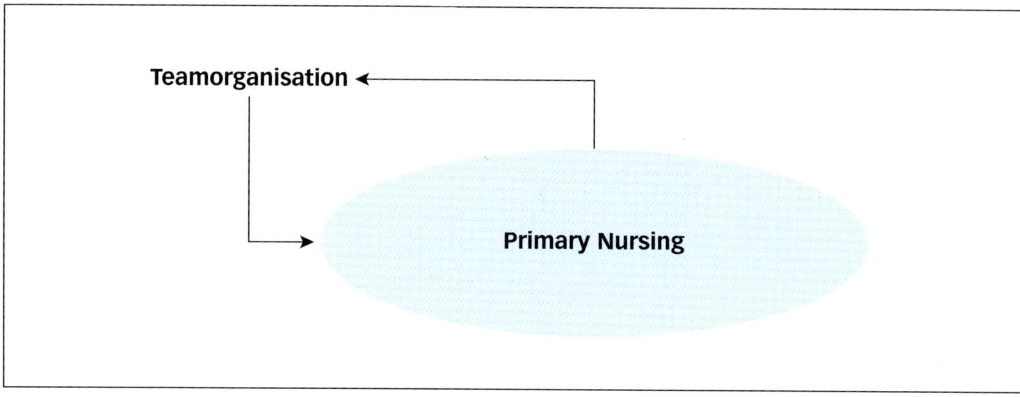

Abb. 17: Aufbau- und Ablauforganisation bedingen einander.

Eliminierung aller »Blindleistungen« und Konzentration auf wertschöpfende Aktivitäten

Die Prozessorganisation steuert und entwickelt die Arbeitsprozesse hinsichtlich der Faktoren Qualität, Zeit und Kosten sowohl intern (Kunden-Lieferanten-Beziehung: z. B. Patient-Krankenhaus) als auch extern (externe Kunden-Lieferanten-Beziehung: niedergelassene Ärzte-Krankenhaus). So zentriert sich das Geschehen auf die wertschöpfenden Leistungsprozesse.

Prozesscontrolling in der Prozessorganisation

Steuerung und Analyse von betrieblichen Prozessen erfordern ein operatives Controlling, hier: ein Controlling der Kernprozesse und der Teilprozesse.

Diese Merkmale der Prozessorientierung werden uns in Kapitel III näher beschäftigen. Im Folgenden befassen wir uns nun mit einem pflegerischen Prozess, dem Primary Nursing. Dieses Pflegekonzept ist ein patientenorientiertes Verfahren im Krankenhaus. Es ist prozessorientiert, kompatibel mit dem Konzept der vollständigen Tätigkeit und erfordert neue Aufbaustrukturen (vgl. Abbildung 16) – dies gilt auch umgekehrt.

2.3.2 Primary Nursing: ein pflegerischer Prozess

Primary Nursing ist eine moderne Form der Pflegeorganisation, bei der jeder Patient eine Pflegende als »Primary Nurse« zugewiesen bekommt. Die Primary Nurse trägt während des Behandlungsprozesses, von der Aufnahme bis zur Entlassung, die Verantwortung für die Pflege und Versorgung des jeweiligen Patienten. Da die Pflege als Teilprozess im Kernprozess »Patientenbehandlung« mitwirkt, ist die Ablaufform des Primary Nursing ein pflegerischer Prozess, der im Folgenden näher beleuchtet wird.

2.3.2.1 Entwicklung und Abgrenzungen

Primary Nursing (PN) ist eine Pflegeorganisationsform, die auf das Konzept von *Marie Manthey* aus den USA zurückgeht. In den 60er Jahren wurde PN am University Hospital of Minnesota (USA) entwickelt und eingeführt. Das Modell fand in den 70er und 80er

Jahren in den USA weite Verbreitung. Über Amerika gelangte PN in den angelsächsischen Raum, von dort aus weiter nach Deutschland. In vielen europäischen Ländern einschließlich Deutschland findet Primary Nursing seit Mitte der 90er Jahren immer mehr Anhänger.

Das Interesse an diesem Konzept der Pflege wächst vor allem deshalb, weil dieses Pflegekonzept eine innovative und lernende Organisationsform bildet.

Die Primary Nurse (»Primär Pflegende«) verantwortet ihre Pflege sowohl gegenüber dem Patienten als auch gegenüber anderen Berufsgruppen, und zwar »rund um die Uhr«. Die so genannte Associated Nurse als »Secondary Nurse« ist ihr zugeordnet. Sie vertritt die Primary Nurse bei Abwesenheit und setzt die Pflege um (vgl. *Schlettig, von. der Heide* 1993:86ff.). Primary Nursing als eine pflegerische Organisationsform beinhaltet nach *Manthey* vier Grundelemente:

1. Übertragung der persönlichen Verantwortung für Entscheidungen auf eine Person
2. Tägliche Arbeitszuweisung nach der Fallmethode
3. Direkte Kommunikation von Mensch zu Mensch
4. Übernahme der Verantwortung für die Qualität der erbrachten Pflege durch eine Person, und zwar 24 Stunden am Tag, sieben Tage die Woche

(*Manthey* 2002:61)

Interessanterweise wird Primary Nursing immer noch, vor allem in Deutschland, mit der Bezugspflege verwechselt. Hierzu einige erklärende Worte:
Funktions- und Bezugspflege sind grundverschiedene pflegerische Organisationssysteme, die auf gegensätzlichen Annahmen beruhen.
Die **Funktionspflege** ist ein klassisch standardisiertes Vorgehen im Rahmen der Delegation pflegerischer Aufgaben an alle Mitarbeiter, in der z. B. das durchgehende »Bettenmachen« etc. im Vordergrund steht. Die Funktionspflege verläuft rein tätigkeitsorientiert, die Erfüllung pflegerischer Funktionen steht über den Bedürfnissen der Patienten, die eher als »Störfaktoren« gesehen werden. Bei der Funktionspflege sind die Pflegeplanung und die Verlaufsbeobachtung schwer nachzuvollziehen und schlecht zu steuern. Der Informationsfluss ist linear.

Die **Bezugspflege** ist dagegen prozessbezogen. Eine Pflegeperson übernimmt über einen längeren Zeitraum für mehrere Patienten alle Handlungen und damit auch die Verantwortung für diese Patienten. Die Bezugspflege lässt sich differenzieren nach verschiedenen Kriterien (Zimmer, Bereich, Pflegegrad, Pflegeaufwand etc.). Bei der Bereichspflege handelt es sich z. B. um eine Einteilung in bestimmten Bereichen einer Abteilung/Station (meistens bauliche Bereiche); die Zimmerpflege ordnet die Patienten über die Zimmer der Pflege zu; bei einer bestimmten Pflege von Patientengruppen spricht man von Gruppenpflege.

Nur die Bezugspflege kann den Pflegeprozess umsetzen. Die Pflege wird dezentral umgesetzt, konstante Bezugspersonen in der Pflege garantieren eine geschlossene, fallbezogene Pflege im pflegerischen Prozess. Die Bezugspflege ist zudem schichtorientiert, mehrere

Pflegepersonen sind naturgemäß für die Pflegeentscheidungen und damit für die Gesamtausrichtung der Pflege für eine bestimmte Patientengruppe verantwortlich.

Im Gegensatz zur Bezugspflege ist die **Primary Nurse** ebenfalls prozessbezogen. Sie ist aber eine Pflegeperson, die für die Pflegeentscheidungen und die Gesamtausrichtung der Pflege für eine bestimmte Patientengruppe zuständig und verantwortlich ist. Ihre Zuständigkeit umfasst 24 Stunden am Tag an sieben Tagen der Woche, ist schichtübergreifend, kontinuierlich, prozessbezogen (Aufnahme, Behandlung/Pflege, Entlassung mit pflegerischer Diagnostik, Planung und Durchführung der Pflege mit einer prozessadaptierten Evaluation) und ganzheitlich.

Bei Abwesenheit der Primary Nurse übernimmt die Associated Nurse die pflegerische Tätigkeit anhand der festgelegten, prozessorientierten und gelenkten Pflege durch die Primary Nurse. Die Verantwortlichkeit im Konzept des PN besagt, dass eine Primary Nurse eine leitende, verantwortliche Position innehat und rechenschaftspflichtig ist. Diese aus dem PN sich ergebende Zuständigkeit und Verantwortung bedingt andere Organisationsstrukturen sowie ein neues Managementverständnis (z. B. in Bezug zur Stationsleitung).

Tabelle 5: Erste Abgrenzung PN gegenüber FP und BP

	Funktionspflege	**Bezugspflege**	**Primary Nursing**
Ausrichtung	tätigkeitsorientiert	prozessorientiert	Prozessorientiert
Ausübende	Alle Pflegenden	Gruppe von Pflegenden	Eine Pflegende
Zeitfaktor	Fraktioniert	Schichtbezogen	Kontinuierlich

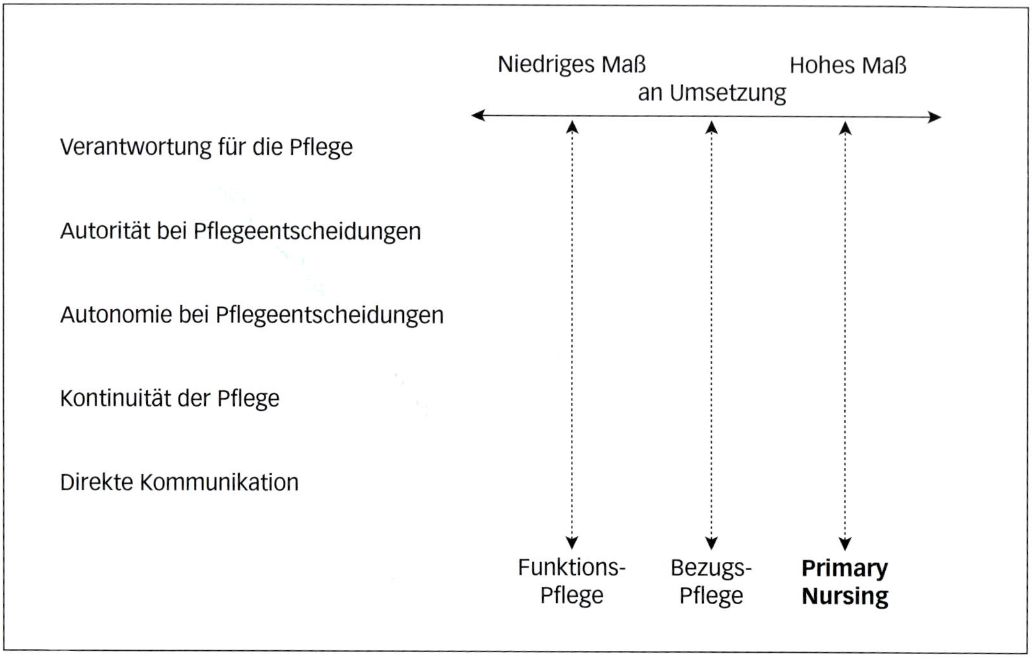

Abb. 18: Abgrenzung durch Kontinuum.

Nach *Ersser* und *Tutton* (2000:6) können diese drei Systeme anhand der Kriterien der Primary Nurse mit einem Kontinuum verglichen werden (vgl. Abbildung 18).

2.3.2.2 Aufgaben der Primary Nurse (Kernelemente)

Bei der Primary Nurse liegen die Aufgaben der pflegerischen Diagnostik, Planung, Koordination und Umsetzung der praktischen Pflege in einer Hand. Die von ihr verantwortende Pflege wird evaluiert. Daraus ergibt sich folgendes Aufgabenspektrum:

Wegen ihrer hohen pflegerischen Kompetenz ist die Primary Nurse in der Lage, die Pflege nach neuesten wissenschaftlichen Erkenntnissen auszurichten, zu planen und zu begründen.

Wenn es darum geht, bspw. nationale Expertenstandards in der Pflege in der Praxis umzusetzen oder aber eine hohe Fachexpertise zu entwickeln, gelingt dies nur über eine hohe pflegerische Kompetenz. Diese Kompetenz kann über eine Fort- und Weiterbildung zur Primary Nurse oder eine adäquate Weiterbildung, oder aber über ein pflegebezogene Hochschulausbildung erreicht werden. Auf einer solchen Basis kann sich eine (angehende) Primary Nurse eine klare Vorstellung von der Pflege, ihrer neuen Rolle und ihrer neuen Verantwortung aneignen. Die innere Haltung, als Primary Nurse adäquat arbeiten zu können, ist eine wichtige Voraussetzung für eine erfolgreiche Tätigkeit.

Die Primary Nurse ist für den kontinuierlichen pflegerischen Prozess im Behandlungsprozess verantwortlich.

Kontinuität erfordert die Orientierung der Aufbau- und Ablauforganisation am Primary Nursing. Dies hat für die Primary Nurse mehrere Konsequenzen: eine modifizierte Dienstplanung, eine Stellenbeschreibung und ein Organisationsgefüge, in dem sich die Kontinuität in der Arbeit effektiv spiegeln kann. Die der Primary Nurse zugeschriebene Verantwortung wird erst dann vom System gebilligt, wenn entsprechende Strukturen implementiert sind.

Die Primary Nurse erhebt die pflegerische Aufnahme. Über ein Assessment stellt sie pflegerische Bedarfe, Probleme, Ressourcen und Kriterien pflegerischen Handelns fest. Sie erstellt die Pflegeplanung, führt selbst die Pflege durch oder delegiert diese und evaluiert die Pflege kunden- und systembezogen im Rahmen eines kontinuierlichen pflegerischen Prozesses

Hierbei wird deutlich, dass die Primary Nurse nur als zugleich Pflegeplanende und -durchführende ihre Kompetenz und Verantwortung sichtbar machen kann. Vor allem in der direkten Patientenpflege kann sich die Primary Nurse selbst weiterentwickeln, reifen und das Konzept des PN sinnvoll ausgestalten und praktizieren. Die Primary Nurse kann auch Aufgaben an andere delegieren, an die Associated Nurse oder andere Pflegekräfte. Diese Weisungsbefugnis und Durchführungskompetenz ist seitens der Organisation eindeutig zu regeln.

Die Primary Nurse handelt in Abstimmung mit den Patienten aus, wie die pflegerische Versorgung gestaltet werden soll. Sie tritt für die Interessen des Patienten gegenüber anderen Leistungserbringern im Behandlungsprozess ein. Sie ist sowohl die Bezugsperson des Patienten, seiner Angehörigen und seines Umfelds als auch die Schlüsselfigur bei der Kommunikation und Behandlung im therapeutischen Team.

Die Primary Nurse ist die feste zuständige Bezugsperson für den Patienten bzw. die Patientengruppe Von ihr werden alle pflegerischen Dienstleistungen für diese Person oder Gruppe geplant, durchgeführt, koordiniert, kontrolliert und evaluiert. Für den/die Patienten ist sie die direkte Ansprechpartnerin. So wird die Beziehung und Kommunikation zum Patienten enger, individueller und tiefer. Hierbei sind hohe Empathiefähigkeit, Organisationsmanagement, Sicherheit und Rollenfestigkeit und eine ausgewiesene kommunikative Kompetenz ausschlaggebend für den Erfolg.

2.3.2.3 Primary Nursing und Pflegemanagement

In der Funktions- und Bezugspflege können wegen des Schichtsystems wesentliche Informationen für die Pflege des Patienten verloren gehen. Oft bleibt es unklar, wer letztendlich die Durchführung oder Unterlassung bestimmter pflegerischer Maßnahmen zu verantworten hat. Diese Uneindeutigkeit ist auch ein Manko für das Qualitätsmanagement. Qualität lässt sich so schwer entwickeln und steuern, geschweige denn messen.
Für Patienten gibt es so keine verlässliche, prozessbezogene und qualitativ hochwertige Pflege. An diesen unklaren Verantwortungsstrukturen, der ungelenkten Beratung und Anleitung, oder den evtl. stattfindenden Überschneidungen von pflegerischen Maßnahmen wird das Maß der Unkoordiniertheit und Unprofessionalität der Pflege deutlich.

PN ist ein Ansatz zur Verbesserung dieser Problematik. Die fallbezogene Begleitung im Sinne des Case Management ermöglicht im optimalen Organisationsschema die Berücksichtigung der Interessen der Patienten und die Optimierung der Prozessabläufe im Kontext von Effizienz und Effektivität.

PN kann nicht einfach angeordnet werden. Es muss entwickelt werden. Sicherlich kann man es über Strukturdesigns in die Organisationsstruktur einfügen. Damit wäre die Handlungsebene abgedeckt, doch wie wird die Sinnebene in der Prozessablauforganisation effizient und effektiv erreicht? Hier greift die Organisationsentwicklung interdisziplinärer Strukturen, auf die im Kapitel III näher eingegangen wird.

Die hierarchischen Strukturen, die auf vielen Stationen herrschen, zeigen z. B. die Machtfülle der Stationsleitungen. Mit PN ergeben sich für die Stationsleitungen gravierende Änderungen. Durch die Dezentralisierung der Pflege verschiebt sich die Verantwortung der Pflegeplanung und -durchführung unter ökonomischen und qualitätsbezogenen Aspekten. Und zwar weg von der Stationsleitung hin zur Primary Nurse. Die Rolle der Stationsleitung ist im Konzept des PN zu reflektieren und eigentlich ein Ansatz für ein Change Management. Dieses wird uns noch im Kapitel III beschäftigen.

Literatur

Aderhold, J. (2003): Organisation als soziales System. In: Weik, E. und Lang, R. (Hrsg.): Moderne Organisationstheorien 2. Gabler, Wiesbaden
Bahrdt, H. P. (2000): Schlüsselbegriffe der Soziologie. 8. Aufl., C. H. Beck, München
Bücker, Th. (2005): Operatives Pflegecontrolling. Schlütersche, Hannover
Brandstätter, V. (1999): Arbeitsmotivation und Arbeitszufriedenheit. In: Hoyos/Frey (Hrsg.): Arbeits- und Organisationspsychologie. Beltz, Weinheim
Brodbeck, F. C., Frey, D. (1999): Gruppenprozesse. In: Hoyos/Frey (Hrsg.): Arbeits- und Organisationspsychologie. Beltz, Weinheim
Eichhorn, S. (1999): Profitcenter – Organisation und Prozessorientierung – Budget-, Prozess- und Qualitätsverantwortung im Krankenhaus. In: Eichhorn, S., Schmidt – Rettig, B. (1999): Profitcenter und Prozessorientierung. Kohlhammer, Stuttgart
Eichhorn, S., Schmidt – Rettig, B. (Hrsg.) (1999): Profitcenter und Prozessoptimierung. Kohlhammer, Stuttgart
Eisenreich, T. (2002): Quality and Profit Center Case Management Costing (QPCC). In: Eisenreich T., Balk (2002): Handbuch Pflegemanagement: Erfolgreich führen und wirtschaften in der Pflege. Luchterhand, Neuwied
Ersser, S., Tutton, E. (2000): Primary Nursing. Huber, Bern
Fischer, W. (1999): Führungswissen in der Pflege. 2. Aufl., Kohlhammer, Stuttgart
Fließ, S., Reckenfelderbäumer, M. (2001): Controlling im Pflegemanagement. In: Kerres, A. et al.(2001): Lehrbuch Pflegemanagement II, Springer, Berlin
Giddens, A. (1999): Soziologie. 2. Aufl., Nausner & Nausner, Graz, Wien
Groth, T. (1996): Wie systemtheoretisch ist »Systemische Organisationsberatung«. LIT, Münster
Hacker, W. (1998): Allgemeine Arbeitspsychologie. Huber, Bern
Holling, H., Kanning, U. P. (2004): Theorien der Organisationspsychologie. In: Schuler, H. (Hrsg.)(2004): Lehrbuch Organisationspsychologie. 3. Aufl., Huber, Bern
Kaiser, P. (1993): Psycho – Logik helfender Institutionen. Asanger, Heidelberg
Kaiser, P. (1999): Führungsprobleme im Krankenhaus. In: Pr – InterNet, 1/99, HpS – MediaVerlag, CH-Mönchaltorf
Kaplan, R. S., Norton, D. P. (1997): Balanced Scorecard. Schäffer- Poeschel, Stuttgart
Luhmann, N. (2004): Einführung in die Systemtheorie. 2. Aufl., Carl – Auer – Systeme Verlag, Heidelberg
Luhmann, N. (1987): Soziale Systeme. Suhrkamp, Frankfurt am Main
Luhmann, N. (1993): Soziale Systeme. Grundriss einer allgemeinen Theorie. 4. Aufl., Suhrkamp, Frankfurt am Main
Mann, L. (1991): Sozialpsychologie. 9. Aufl., Psychologie Verlags Union, München
Matthews, A., Whelan, J. (2002): Stationsleitung. Handbuch für das mittlere Management in der Alten- und Krankenpflege. Huber, Bern
Manthey, M. (2002): Primary Nursing. Huber, Bern
Meleis, A. I. (1999): Pflegetheorie. Huber, Bern
Olfert, K., Rahn, H.- J. (2002): Unternehmensführung. 5. Aufl., Kiehl, Ludwigshafen (Rhein)
Olfert, K., Steinbuch, P. A. (2003): Organisation. 13. Aufl., Kiehl, Ludwigshafen (Rhein)
Olfert, K., Rahn, H.-J. (1997): Einführung in die Betriebswirtschaftslehre. 4. Aufl., Kiehl, Ludwigshafen (Rhein)

Reichwald, R., Möslein, K. (1999): Organisation: Strukturen und Gestaltung. In: Hoyos/ Frey (Hrsg.): Arbeits- und Organisationspsychologie. Beltz, Weinheim
Schmidt-Rettig, B. (1999): Profitcenter – Organisation und Prozessorganisation – Konflikt oder Konsens? In: Eichhorn, S., Schmidt – Rettig, B. (Hrsg.)(1999): Profitcenter und Prozessorientierung. Kohlhammer, Stuttgart
Schlettig, H.-J., v. d. Heide, U. (1993): Bezugspflege. Springer, Berlin
Schuler, H. (Hrsg.)(2004): Lehrbuch Organisationspsychologie. 3. Aufl., Huber, Bern
Schuldt, Ch. (2003): Systemtheorie. Europäische Verlagsanstalt, Hamburg
Steinbuch, P. A. (2001): Organisation. 12. Aufl., Kiehl, Ludwigshafen (Rhein)
Störig, H.-J. (1988): Kleine Weltgeschichte der Philosophie. 13. Aufl., Fischer, Frankfurt am Main
Thiele, G., Koch, V. (1998): Betriebswirtschaftslehre: Eine Einführung für Pflegeberufe. Lambertus, Freiburg
Thommen, J.-P., Achleitner, A.-K. (2003): Allgemeine Betriebswirtschaftslehre. 4. Aufl., Gabler, Wiesbaden
Ulich, E. (2004): Gestaltung von Arbeitstätigkeiten. In: Schuler, H. (Hrsg.): Lehrbuch Organisationspsychologie. 3. Aufl., Huber, Bern
v. Rosenstiel, L. (2004): Kommunikation in Arbeitsgruppen. In: Schuler (2004): Lehrbuch Organisationspsychologie. Huber, Bern
v. Schlippe, A., Schweitzer, J. (2003): Lehrbuch der systemischen Theorie und Beratung. 9. Aufl., Vandenhoeck & Ruprecht, Göttingen
Weik, E., Lang, R. (Hrsg.)(2003): Moderne Organisationstheorie 2. Gabler, Wiesbaden
Wöhe, G. (2002): Einführung in die allgemeine Betriebswirtschaftslehre. 21. Aufl., Vahlen, München
Zapp, W., Dorenkamp, A. (2002): Anwendungsorientierte Prozessgestaltung im Krankenhaus – Bericht über ein Forschungsprojekt. In: Zapp, W. (Hrsg.): Prozessgestaltung im Krankenhaus. Economica, Heidelberg
Zwierlein, E. (1997): Klinikmanagement. Urban & Fischer, München

Anmerkungen

[8] Die *neue* Systemtheorie von N. Luhmann betrachtet nun nicht mehr Ganzheiten, sondern explizit Differenzen, also Ganzheiten als Differenzen, wonach hier die Systemtheorie als eine System – Umwelt – Differenz – Theorie zu verstehen wäre (vgl. *Luhmann* 2004:66ff.).

[9] Der Menschenbegriff, das Menschenbild, in der Systemtheorie ist weitaus differenzierter und komplexer zu determinieren als hier angesprochen. Der Mensch ist mehr als ein organspezifisches Wesen (funktional – reduktionistischer Blick), vielmehr ist der Mensch ein biopsychosoziales Wesen und gleicht im Systemkontext einem hochkomplexen System, dass selbst für sich oder aber im Organisationsbegriff als Subsystem eingeordnet werden kann.

[10] Das menschliche Nervensystem etwa ist ein typisches autopoietisches System. In der Selbstrefenzialität arbeitet es ausschließlich mit Nervenimpulsen. Umwelteinflüsse sind keine Nervenimpulse als Input, sondern Schall oder Licht, die wiederum vom System in Nervenimpulse ersetzt werden (Output).

[11] GmbHG = Gesetz für Gesellschaften mit beschränkter Haftung

[12] Über ein stabilen, aber unelastischen Regelsystem wird ein Optimum gleichartiger, regelmäßiger und wiederholbarer betrieblicher Prozesse angestrebt, die im dynamischen Gleichgewicht stehen mit spezifischen, elastischen Systemen, die auf Veränderungen reagieren können. Diese Systemstrukturen sind so auszubalancieren, dass weder ein überorganisierter noch unterorganisierter Betrieb geschaffen wird.

[13] Durch diesen differenzierten Blick sowohl auf die Aufbau- als auch auf die Ablauforganisation gelingt uns eine bessere analytische Betrachtung ganzheitlicher betrieblicher Prozesse.

14 Durch die Handlungen des Systems kommen die Personen ins Spiel. In der Systemtheorie kommt der Mensch nicht vor. Nicht Personen kommunizieren, sondern die Kommunikation organisiert sich als Person. Personen erhalten den Stellenwert in einer Organisation erst durch Erwartbarmachung von Kommunikationen (Mittel zum Zweck des Systems). Organisationen sind hiernach nach Luhmann intern personal orientiert; man weiß, wer wer ist und was man von ihm erwarten kann (vgl. *Luhmann* 1992:96).

15 In den humanorientierten Ansätzen liegt der Versuch, die engen Grenzen einer rein funktionalen, technischen Rationalität in differenter Weise zu überwinden. Über den Anspruch auf zwischenmenschliche Beziehungen, informeller Strukturen und sozialer Bedürfnisse gelingt hier eine Abkehr vom mechanistischen Menschenbild und folgend eine Einbettung in sozio – emotionalen Rationalitäten von Organisationen.

16 Bei dem pflegerischen Case Management ist die zuständige pflegerische Mitarbeiterin quasi der Prozessbegleiter von Patienten von der Aufnahme bis hin zur Entlassung oder Über- oder Weiterleitung in nachfolgende Einrichtungen. Sie ist zudem ein Kontrollorgan in der Fallsteuerung (Case Controlling) und im therapeutischen Team nicht untergeordnet, sondern zu der Medizin ein deutliches Äquivalent. Im Rahmen dieser Tätigkeit plant, kontrolliert und führt sie die pflegebezogenen Aufgaben durch, zum Beispiel mit der Methodik der Pflegevisite erhält sie Rückmeldung vom System (Pflegesystem, Leistungsplateau etc.) und vom Kunden (den Pflegeempfänger).

17 Prozesshaftes Arbeiten in der Pflege wird bei der Umsetzung von Nationalen Standards in der Pflege sowie beim Tätigwerden in interdisziplinären Clinical Pathways notwendig, gilt es, den Fall adäquat multiperspektiv zu begleiten und die Tätigkeit in diesem Fokus zu evaluieren.

18 Bei diesem Ansatz werden gruppenbildende Faktoren wie räumlich Nähe (zum Beispiel ein spezifisches Aufgabengebiet im Kontext einer Organisation), Gleichartigkeit der Einstellung (über Zielvereinbarungen, Festlegung von Rollen und Normen, Funktion- oder Gruppendiagramme etc.), Gegensatzprinzip (Auswahl der Gruppenmitglieder unter dem Fokus, dass Gegensätze sich anziehen, Konflikte positiv auf die Gruppe wirken) und der Gruppenbildung durch die »Exchange – Theory« (Mitgliedschaft versus Nichtmitgliedschaft) quasi der Gruppe von Seiten der Organisation über eine spezifische Organisationsstruktur vorgegeben.

19 Der Prozess erfolgt in einer Zeitperiode t vorwärtsgerichtet. Durch die gegebene Struktur und der Lenkung vom System ist die Eingangsgröße (Ist – Zustand) konkret gegeben (Input), der Sollzustand (Ausgangsgröße) wird programmiert. Das Output ist demnach eine Variable, eine Zustandsveränderung. Wird der Sollzustand erreicht, so spricht man vom prozessualen Wertzuwachs.

20 Der Kundenbegriff ist im weitesten Sinn zu sehen. Kunde ist hier ein Obergriff. Im betrieblichen Geschehen gibt es externe und interne Kunden. Im Krankenhaus sind interne Kunden zum Beispiel Stationen, die von der Hausapotheke Medikamente geliefert bekommen, Mitarbeiter etc. Externe Kunden sind Leistungsempfänger von Krankenhausdienstleistungen (einweisende Ärzte, Patienten, kooperierende Krankenhäuser). Kennzeichen von Kunden sind Konsumentensouveränität. Hierbei mangelt es den Patienten in der Regel, da er mit seiner Krankheit oftmals existentiell betroffen und von der Institution Krankenhaus abhängig ist. Durch das Hausarztprinzip zum Beispiel wird der Patient gelenkt, in seiner Wahl- und Entscheidungsmacht beengt. Patienten können somit nicht als Kunden im ökonomischen Sinne, vor allem nicht im pflegewissenschaftlichen Kontext so betrachtet werden.

3 Organisationsentwicklung

3.1 Grundsätzliche Überlegungen

Durch die Rahmenveränderungen im deutschen Gesundheitswesen stehen Veränderungen für die Krankenhäuser an. Ein innovativer Ansatz im Geschäftsprozessmanagement unter dem Primat der Überwindung abgegrenzter Handlungsbereiche ist die Systemoptimierung mittels einer Reorganisation (Umstrukturierung) (vgl. *Damkowski et al.* 2000:22; *Haubrock* 2003:15; *Bücker* 2005:10ff.; *Bücker, Kupper* 2003:110). Gegenstand einer möglichen Reorganisation könnte für Krankenhäuser der Kernprozess als Behandlungsprozess sein.

Im Rahmen der Organisationsentwicklung wollen wir demnach von Reorganisationen betrieblicher Prozesse sprechen, also vom Initiieren und Implementieren von Veränderungsprozessen. Hierbei muss zunächst die Frage beantwortet werden, auf welche Veränderungen die Organisation als System reagieren muss und in welcher Art und Weise ein solcher Veränderungsprozess gestaltet werden soll.

Maßgeblich für Veränderungen sind die Determinanten Umwelt (Umsystem), dass System mit seinen Strukturen und Prozessen und natürlich die Subsysteme in Gestalt der Systemmitglieder mit ihrem Verhalten. Das Sichern der Überlebensfähigkeit eines Unternehmens angesichts der rasanten Umweltdynamik erfordert die optimierte Aufbau- und Ablauforganisation, so dass diese in der Lage ist, in der gleichen Zeitphase der Veränderungen adäquat zu reagieren (vgl. *Bücker* 2005:7).

Im paradigmatischen Kontext hilft uns hier die Systemtheorie weiter, in der die Organisation (Krankenhaus) als ein soziales, offenes und dynamisches System begriffen wird und die Tatsache, dass sie mit der Autopoiesis anpassungsfähig im Sinne der Adaptation ist (siehe ausführlich Kapitel II). Ebenso wurde schon dargestellt, dass in »alten Organisationsformen« mit eher funktional-linearem Denkmuster häufig starre Dienstwege, festgeschriebene Kommunikationswege und damit Machtverhältnisse, hierarchisches und nicht vernetztes Denken, lineare und eher geringe Entscheidungsbefugnisse sowie Zentralismus vorherrschen. Die Konsequenzen daraus sind bspw. die unzureichende Identifikation der Mitarbeiter mit dem Unternehmen, die einseitige und mangelhafte Kommunikation untereinander, die Handlungsstarrheit, Verantwortungsscheu und Verhinderung von innovativen Vorschlägen, Ideen und Umsetzungen, Machtkämpfe, die Potenzierung von Konfliktpotenzialen u. a. m.

Derartige Strukturen und Verhaltensmerkmale beinträchtigen die Organisation und sind ineffizient. Über diese Ineffizienz ist der Weg zur Ineffektivität nicht weit, denn beide bedingen einander. Neben diesem Teufelskreis ist noch ein weiterer Mechanismus zu benennen, der in der Organisationspsychologie bekannt ist. Dort wird deutlich, dass Normen, Autorität und funktionale, tayloristische Arbeitsgestaltung Verhaltensanpassungen der Mitarbeiter in der Form von Konformismus bewirken. Konformismus wird belohnt, Innovation und Offenheit, Individualität etc. wird sanktioniert.

Motivation und Arbeitszufriedenheit können gesteigert werden, wenn die individuellen Bedürfnisse der Mitarbeiter berücksichtigt werden. Modelle hierfür sind das Konzept der vollständigen Tätigkeit, der Teamarbeit u. v. m. (vgl. *Brandstätter* 1999:355ff.). Herkömmliche Systeme können den Veränderungsdruck nur unzureichend bewältigt werden.

Krankenhäuser unterliegen ständigen Umwelteinflüssen, die Dynamik nimmt seit 2004 stetig zu. Auf diese Veränderungen wurde und wird reagiert. Allerdings arbeiten die Krankenhäuser im Prinzip mit zwei Managementstrategien weiter:

a) ohne Berücksichtigung von Strukturen und Prozesse durch Aus-, Fort- und Weiterbildung ausgewählter Mitarbeiter und Leitungskräften im Rahmen der Managemententwicklung[21] und
b) ohne Berücksichtigung der Einstellungen, Verhaltensweisen und Erwartungen der Mitarbeiter durch Änderungen der Strukturen und Prozesse in der Organisation im Rahmen der Organisationsplanung[22].

Solche Reaktionen auf Veränderungen sind nur begrenzt tauglich. Wie eingangs erläutert ergeben diese Maßnahmen höchstens kurzfristige Erfolge. Eine längerfristige erfolgsorientierte Perspektive – vor allem für die Krankenhäuser – ergibt sich hier nicht.

So ist davon auszugehen, dass oder Veränderungen im Management (a) oder in der Organisation (b) auf Widerstände, vor allem auf der Mitarbeiterebene, stoßen. Die Mitarbeiter befürchten Nachteile. Ein Weg aus diesem Dilemma ist die **systemische Organisationsentwicklung (OE).**

Die Widerstände sind im positiven Sinn »aufzubrechen«. Veränderungen haben Handlungscharakter und umgekehrt. In der Systemtheorie handelt es sich bei Krankenhäusern um geschlossene Systeme. Das heißt, dass alle Handlungen des Systems es selbst betreffen und diese Handlungen Ausgangspunkt für weitere Handlungen darstellen. Diese Abfolge von Handlungen mit ihrer Oberflächen- und Tiefenstruktur betreffen die Identität, die Eigenschaften und die Grenzen des Systems.

Im Prozess des Systems ist der wesentliche Punkt die Komplexitätsreduktion, um sich zum einen von anderen Systemen abzugrenzen und zum anderen effizient und effektiv zu sein. Im systemischen Ansatz soll es zu Prozessveränderungen, zu Änderungen in der Handlungsabfolge und zu Veränderungen in der Oberflächen- und Tiefenstruktur kommen. Dementsprechend wichtig ist das Einwirken auf die Prozesskommunikation, die Subsysteme und die Strukturen und Prozesse. Informationen, humanistische Ansätze und Partizipation sind wesentliche Faktoren der Veränderungsprozesse. Die moderne Organisationsentwicklung greift dies auf.

3.1.1 Systemische Organisationsentwicklung (OE)

Der Begriff OE ist in der Literatur nicht einheitlich. OE ist so etwas wie ein Zauberwort des modernen Managements mit einer Vielzahl von Bedeutungen. Dies zeigt sich in den grundlegenden Annäherungen an OE aus der Soziologie (Systemtheorie), der Verhaltenswissenschaften, der Betriebswirtschaftslehre (Organisationslehre) und der Arbeits- und Organisationspsychologie.

Der aus diesen Strömungen operationalisierte Begriff der OE lässt sich als Schnittmenge charakterisieren, wonach bspw. die moderne, systemorientierte OE ein Beratungsansatz ist, mit dessen Hilfe Organisationen durch gezielte Inputs an die veränderten Umweltkontexte im ganzheitlichen Bezug angepasst werden (vgl. *Elke* 1999:451). Des Weiteren ist OE ein langfristiger Entwicklungs- und Veränderungsprozess, wobei der Prozess darauf basiert, dass die Betroffenen direkt mitwirken. Das Ziel ist die Verbesserung der Leistungsfähigkeit der Organisation und der Qualität des Arbeitslebens (vgl. *Thom* 1992, zit. n. *Thommen, Achleitner* 2003:824; *French, Bell* 1994).

Cummings, Worley und *Schanz* sehen in der OE bspw. eine Interventionsmethode, die auf unterschiedliche Ebenen der Organisation zielt (Individuum, Gruppe, Beziehung zwischen den Gruppen, Gesamtsystem und Beziehungen zwischen den Organisationen) (vgl. *Cummings, Worley* 1993; *Schanz* 1994, zit. in *Schreyögg* 1999:503).

3.1.2 OE-Merkmale

Die wesentlichen Merkmale der OE sind Ziele wie Effizienzsteigerung und Humanisierung. Eine Effizienzsteigerung von betrieblichen Prozessen beinhaltet nach *Albinus* und *Hinst* die Steigerung der Flexibilität, die Erhöhung der Problemlösungskompetenz, die Steigerung der Variabilität, die verbesserte Nutzung von Ressourcen und die Steigerung der Identifikation von Mitarbeitern mit der Organisation (vgl. *Albinus, Hinst*, zit. n. *Olfert, Steinbuch* 2003:430).

Die Humanisierung der Arbeitswelt umfasst nach *Olfert* und *Steinbuch* all jene Maßnahmen, die auf die Verbesserung der Arbeitskontexte für den jeweiligen Menschen in der Organisation ausgerichtet sind; hierhin gehören die Würdigung der Interessen der Mitarbeiter, die Entfaltung ihrer Persönlichkeit, ihre Selbstverwirklichung und die originäre Verbesserung von Arbeitsbedingungen im Sinne eines positiven humanistischen Menschenbildes (vgl. *Olfert* und *Steinbuch* 2003:431). Daraus lassen sich typische Merkmale des OE-Ansatzes ableiten:

- **Betroffene werden zu Beteiligten** (Einbeziehung der Mitarbeiter in alle Phasen der OE)
- **Hilfe zur Selbsthilfe** (Betroffene bestimmen Tiefe und Ausweitung der Veränderungsprozesse)
- **Machtausgleich** (Demokratisierung und Hierarchieabbau)
- **Lernen durch Erfahrung**
- **Prozessorientiertes kontinuierliches Vorgehen**

3.2 Grundelemente der OE

Eine Grundüberzeugung der Organisationsentwicklung ist, dass der Mensch nicht nur von der Umwelt beeinflusst wird (Einstellung, Verhaltensweisen), sondern sich auch unter gewissen Bedingungen (Strukturen, Regeln, Anweisungen, Stellengebilden u. v. m) entwickeln kann (Entwicklungspotenzial). Daraus lassen sich verschiedene Grundelemente der OE ableiten:

Anwendung sozialwissenschaftlicher Erkenntnisse (Verhaltenswissenschaftliche Ausrichtung)

Im Kern ist die OE eine gelenkte Beeinflussung von Menschen in Organisationen bezüglich ihres Wissens, ihrer Einstelllungen, Erwartungen und Verhalten. OE ist Individuum bezogen: der Mensch oder die Gruppe in der Organisation steht im Mittelpunkt. Der Mensch lernt und entwickelt sich am leichtesten durch eigene Erfahrungen, in der direkten Kommunikation und in der Auseinandersetzung mit beruflichen Herausforderungen. Eine moderne OE mit einer verhaltenswissenschaftlichen Komponente berücksichtigt diese Faktoren.

Das Konzept der OE basiert auf systemisches Denken

Das systemische Denken, basierend auf der von *Luhmann* geprägten modernen Systemtheorie wurde in Kapitel II eingehend beschrieben.

Betroffene werden zu Beteiligte, Lernen durch Erfahrung

Die Methode der Partizipation und Machtauflösung (siehe auch Kapitel 3.1) bedingt geradezu ein Paradigmenwechsel in der Organisation, in der eine Umkehr der Sicht erzwungen wird: nicht der Berater, sondern die Betroffenen selbst fordern Veränderungen ein.

OE ist prozessorientiert

Ähnlich wie beim Pflegeprozess bietet die OE über den Prozessbezug eine zirkuläre Herangehensweise an. Veränderungsprozesse sind nicht kurz- sondern eher langfristig angelegt. Sie sind laufend zu überwachen, zu analysieren und zu reflektieren und entsprechend zu entwickeln. Im Rahmen der klassischen Problemlösung kommt die OE über die Problemwahrnehmung und -formulierung zur Konzeptentwicklung; über die Bewertung und Möglichkeiten zur Auswahl einer Problemlösungsfolge, wobei der ganze Prozess zirkulär und auch frei und dynamisch verlaufen kann. Am Schluss steht die Prozessevaluation.

Dem OE-Konzept liegt das humanistische Menschenbild zu Grunde

Das humanistische Menschenbild kristallisierte sich aus der humanistischen Psychologie heraus, die sich Ende der 50er Jahre in den USA aus verschiedenen Ansätzen der europäischen Existenzphilosophie (Kierkegaard, Heidegger, Satre), der fernöstlichen Philosophie (Zen, Taoismus) und der Psychoanalyse (Freud) formten (vgl. *Legewie*, *Ehlers* 1994:14; *Zimbardo* 1992:10).

Die von *Maslow*, *Rogers*, *Bühler* und *May* postulierte humanistische Psychologie wollte einen adäquaten Gegenpol zur kulturellen und zwischenmenschlichen Entfremdung, zum Sinnverlust und zur entmenschlichten Wissenschaft bilden, die die Wirtschaftsausprägung der Nachkriegszeit bestimmte. Dieser humanistische Ansatz befasst sich mit der Analyse von Mustern menschlicher Lebensgeschichten in sinnhafter Interaktion zu ihrer Umwelt, die Konzentration liegt auf der vom Subjekt erlebten Welt.

Im humanistischen Menschenbild gilt die Annahme, dass die Menschen aktive Wesen sind, von Natur aus gut und fähig, ihren eigenen Weg zu gehen. Dabei sind sie sich durch

Sprache und Geist ihrer selbst als handelnde Subjekte bewusst. Handlungsmaxime sind neben dem Streben nach Selbstverwirklichung, der Sinnfindung und Ganzheitlichkeit der Interaktionismus. Die humanistische Psychologie beschreibt den Menschen in seiner Ganzheit, das Menschenbild als Ableitung des Ansatzes entspricht einem Handlungsmodell. Die Pflege hat, verkürzt gesagt, hieraus mehrere Pflegehandlungsmodelle entwickelt, in denen sie sich als Therapie mit Sein- und Handlungscharakter versteht. Im Kontext des humanistischen Menschenbildes ist die Pflege eine Übernahme von Verantwortung und ein In-Beziehung-zum-Patienten-treten-Wollen. Sie übernimmt die Sorge um einen Mitmenschen (Patienten) zum Zwecke seines Wohlbefindens mit einer ganzheitlichen Zuwendung (pflegeethischer Ansatz) (vgl. *v. d. Arend*, *Gastmans* 1996:67ff.). Die Sorge als Fürsorge ist im phänomenologischen Theoremansatz nach *Benner* und *Wrubel* zu betrachten, in dem durch die Aufhebung der Subjekt-Objekt-Relation zugunsten des Subjekt-Subjekt-Zugangs für die Pflegenden die Möglichkeit aufgezeigt wird, mit dem »embedded in nursing care«, dem Eingebundensein in der Patientenwelt, auf die Signale der Patienten sensibel und adäquat reagieren und daraus Handlungsmöglichkeiten entwickeln zu können (vgl. *Benner, Wrubel* 1997:110ff., zit. n. *Bücker* 2004:14).

Der aufmerksame Leser wird hier den Zusammenhang zwischen der Pflege und der OE leicht herstellen können. Über die Auflösung tradierter Systeme und die Loslösung von der Subjekt-Objekt-Relationen (Machtausgleich) sowie den Optionen der »embedded structures« (Betroffene werden Beteiligte, Hilfe zur Selbsthilfe, Lernen an Erfahrungen) im humanistisch-systemischen Kontext kann die OE ebenfalls Handlungsmöglichkeiten aufzeigen, die sinnstiftende und anhaltende Veränderungen der Betroffenen (Mitarbeiter der Organisationen) vorantreiben. All diese Basisprinzipien bilden das philosophische Gerüst der modernen OE. Die heutige OE ist ein gelenkter Veränderungsprozess. Hierbei spricht man auch von einem systematischen Veränderungsprozess.

3.3 Der systematische OE-Prozess

Eine Organisationsentwicklungsmaßnahme, ein systematischer Veränderungsprozess, wird meistens von einem externen Berater eingeleitet und begleitet. Anlass einer solchen Maßnahme ist der Auftrag einer Organisation, in einem spezifischen Problemkontext beratend unterstützt zu werden. Weniger die Lieferung von Expertenwissen, als vielmehr die Moderation, die Lenkung und Begleitung (Coaching) dieser Prozesse ist Hauptgegenstand der Beratertätigkeit in einer OE-Maßnahme.

Ein klassischer Ansatz für die bewusste Steuerung von organisatorischen Veränderungsprozessen ist das Drei-Phasen- Modell nach *Lewin* von 1947, das auf den Ansatz der Aktionsforschung zurückgeht (vgl. *Achleitner, Thommen* 2003:825; *Elke* 1999:454; *Olfert, Steinbuch* 2003:447). Viele moderne prozessbezogene Vorgehensweisen basieren auf diesem Grundlagenmodell.

Lewins Modell basiert auf der Tatsache, dass in jeder Situation eines Unternehmens Kräfte wirken, die den Wandel einerseits vorantreiben, andererseits aber behindern. Die Summe aller Kräfte muss für einen Gleichgewichtszustand der Organisation sorgen, wenn diese erfolgreich bestehen will (vgl. Abbildung 19).

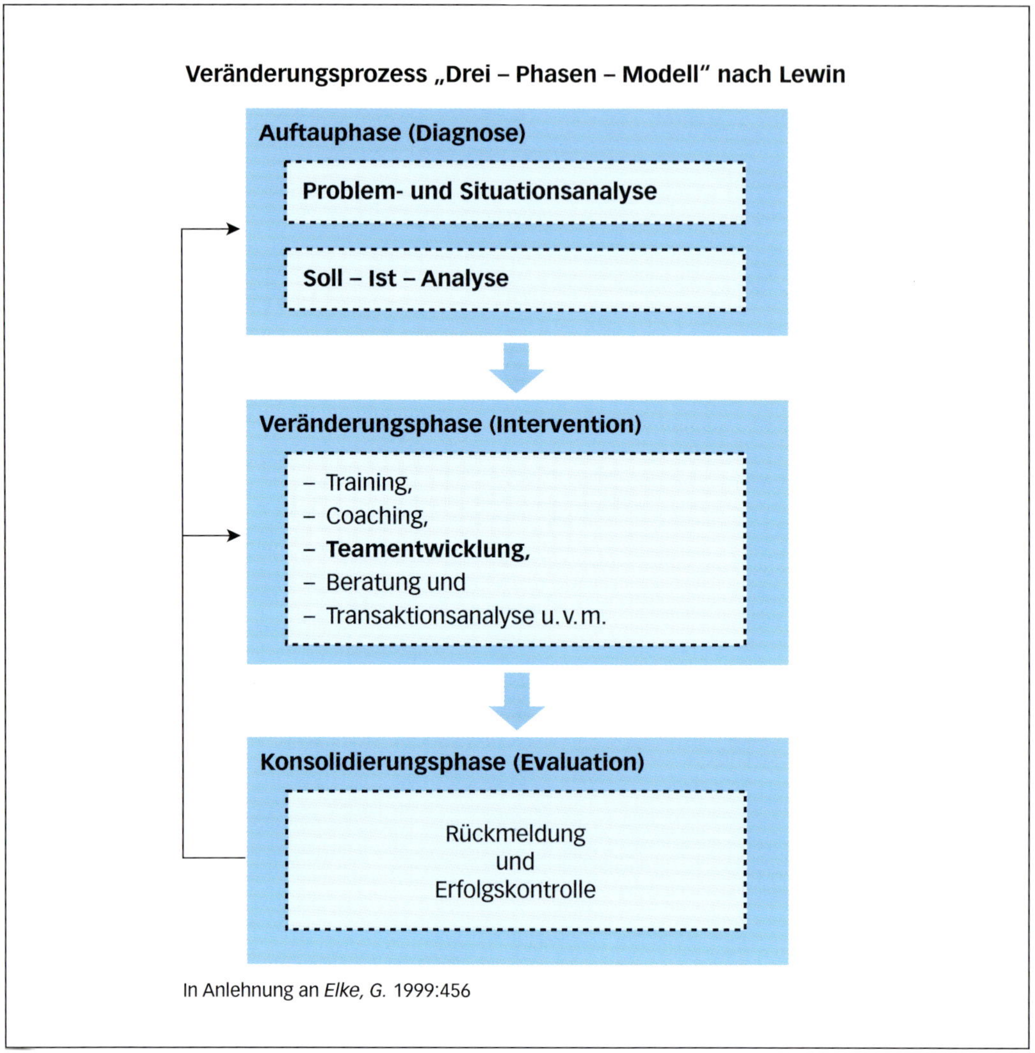

Abb. 19: Der klassische OE-Ansatz nach *Lewin*.

Die grundlegenden Phasen des Modells sind rückgekoppelt und dynamisch (Systemansatz). Die **Auftauphase** ist der Beginn der Veränderungsprozesse. Hier wird das Problem erkannt und beschrieben sowie das Bedürfnis nach einem Wandel gefördert (»unfreezing« als Auftauen). In dieser Phase steht zunächst die Unternehmensdiagnostik mit der Soll-Ist-Analyse an. Die betroffenen Mitarbeiter sind von den negativen Folgen der bisherigen Gegebenheiten zu überzeugen. Die Problemanalyse (z. B. über die personenzentrierte Gesprächstherapie nach *Rogers* zur Problemaufhellung), die Befragung oder Beobachtung der Betroffenen können sowohl die Auflösung tradierter Werte und Normen, Einstellungen oder Verhalten der Betroffenen und ein Durchbrechen von Hemmschwellen und Ängsten hinsichtlich der eigenen Person im Wandlungsprozess begünstigen, initiieren oder steuern.

Die **Veränderungsphase** wird auch als Interventionsphase (»moving«) bezeichnet. Bei der Vielzahl der einzelnen Methoden (siehe Abbildung 23) werden die allgemeinen Prinzipien und Merkmale der OE berücksichtigt. Diese Phase wird auch als der Kernbereich der OE bezeichnet, da hier die eigentlichen Veränderungen gezielt über Interventionen herbeigeführt werden. Ziel ist das Erreichen von Identifikationen und Internalisierung.

Die letzte Phase ist die **Konsolidierungsphase**. In dieser Phase (»refreezing« als Wiedereinfrieren) soll die Grundlage für weitere Verbesserungen im Wandlungsprozess gelegt werden. Über die Erfolgskontrolle und andere Evaluationsmaßnahmen lässt sich der Erfolg der OE-Maßnahmen »gut verkaufen«. Die Betroffenen werden motiviert, an diesen Veränderungen aktiv mitzuwirken. Der Erfolg des Veränderungsprozesses (bisherige Lösungen etc.) wird so gefestigt und konsolidiert, ein Zurück in alte Systembedingungen, -normen und -ordnungen wird damit verhindert.
Nach der OE-Diagnose (diese werden wir noch innerhalb der Umsetzung als Ist-Vergleich durchführen, s. Kapitel V) werden die Maßnahmen, also die Interventionsmöglichkeiten, für uns interessant.

3.4 Teamentwicklung als OE-Interventionsmaßnahme

Wir haben die Teamorganisation mit Primary Nursing im Blick. Die **Teamentwicklung** ist hierfür eine wesentliche Interventionsmaßnahme der Organisationsentwicklung. Mit dieser wollen wir uns nur beschäftigen, alles Weitere würde den Rahmen dieses Buches sprengen.

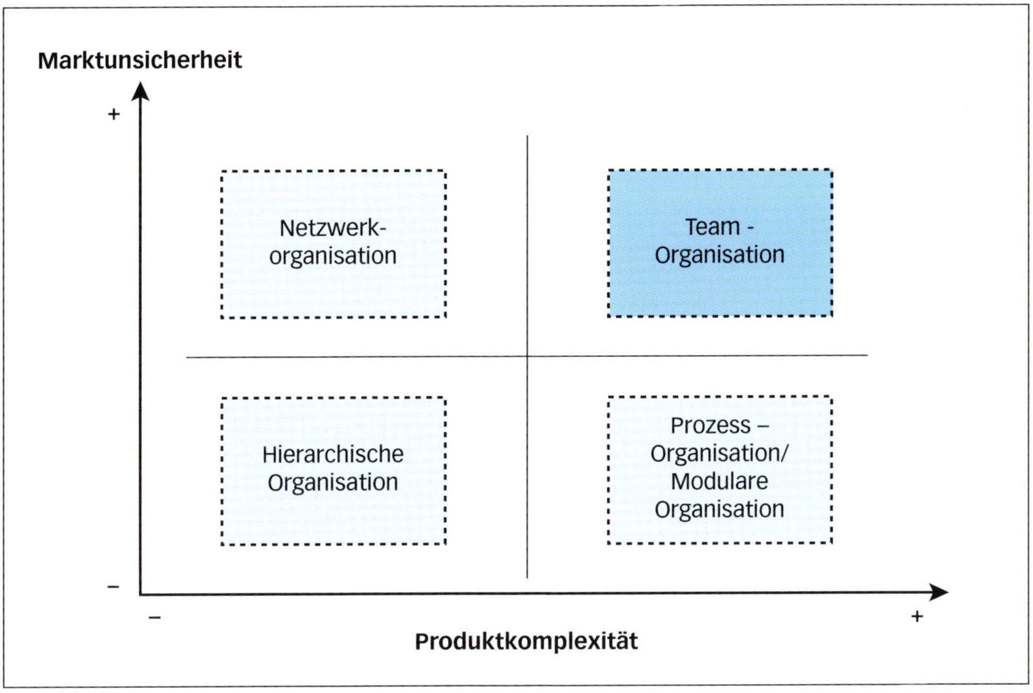

Abb. 20: Das Entscheidungsportfolio (vgl. *Pribilla, Reichwald, Goecke* 1996, zit. n. *Reichwald, Möslein* 1999:37).

Es zeigt sich, dass ein Unternehmen bei einer hohen Produktkomplexität und einer gegebenen hohen Marktunsicherheit dann wettbewerbsfähig ist, wenn es aufgaben- oder zielorientierte Teamstrukturen aufweist (vgl. Abbildung 19).

Dieses Portfolio lässt sich auf den Krankenhausbereich anwenden. Krankenhäuser haben über ihr Leistungsdesign eine hohe Leistungskomplexität und sind auf Grund der Rahmenbedingungen einer erhöhten Marktunsicherheit ausgesetzt.

Im spezifischen Portfolio wäre hier die Teamorganisation der richtige Lösungsansatz. Zum anderen lassen viele Studien die Aussage zu, dass die Variablen Effektivität und Effizienz betrieblicher Prozesse wechselseitig mit der Arbeitsqualität zusammenhängen (vgl. u. a. *Gomez-Mejia* 1988, zit. n. *Elke* 1999:452).

Zu diesem Kontext passt das Job-Characteristic-Modell von *Hackmann* und *Oldham* 1980 (siehe auch Kapitel 2.2.3.1), wonach hohe Leistung und Arbeitszufriedenheit durch die Ganzheitlichkeit, Anforderungsvielfalt, Rückmeldung und Bedeutung der Arbeit erzielt werden können. Die Grenzen der Arbeitsteilung nach tayloristischen Prinzip zeigen sich in der heute gegebenen Leistungskomplexität betrieblicher Prozesse in den Krankenhäuser. Umfassendere Aufgaben werden von Teams besser bewältigt, als durch einzelne Mitarbeiter (vgl. v. *Rosenstiel, Bögel* 2003:243; *Groth* 1996:52).

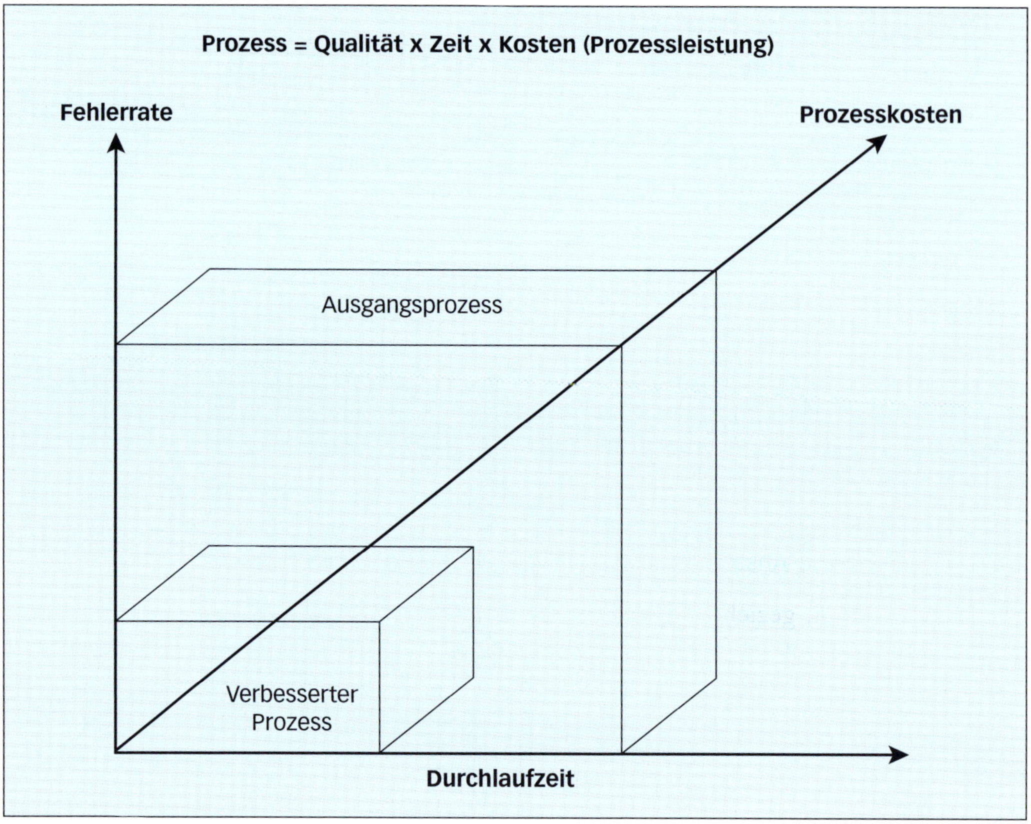

Abb. 21: Prozessvolumina (vgl. *Scholz, Vrohlings* 1994, zit. n. *Zapp* 2002:39).

Unter Kosten- und Qualitätsgesichtspunkten zeigt *Zapp* auf, dass ein verbesserter Leistungsprozess eine optimale Prozessperformance aufweist, wodurch die Fehlerrate und Durchlaufzeit minimiert und die Prozesskosten gesenkt werden. Abbildung 21 verdeutlicht diesen Zusammenhang.

Hiernach führen kontinuierliche Prozessverbesserungen im Rahmen einer OE (also z. B. die Teamentwicklung) zu einer permanenten Reduzierung des Prozessvolumens und damit zu einer erhöhten Prozessleistung.

Die Intervention ist, um diesen Begriff griffig zu beschreiben, letztendlich eine Reihe von strukturierten Aktivitäten in Bezug zu organisatorischen Bereichen wie Gruppen oder Individuen, um Verbesserungen zu erzielen. Teamentwicklung ist somit ein Verbesserungsprozess, also eine Verbesserungsintervention.

Maßnahmen zur Teamentwicklung bilden zurzeit die häufigsten Aktivitäten innerhalb der OE. Diese sind oftmals integraler Bestandteil vieler Reorganisationsmaßnahmen. Ein Team Primary Nursing (TPN) bedarf einer solchen Teamentwicklung. Ein so neues und innovatives Konzept lässt sich nicht einfach mal so eben in der Praxis umsetzen. Ohne eine Teamentwicklung geht es nicht. Ich unterscheide hierbei eine Teamentwicklung auf der Ebene der Gruppe/Mitarbeiter (Subsystem) und eine Teamentwicklung auf der Ebene der Organisation (System).

3.4.1 Teamentwicklung auf der Ebene des Subsystems Gruppe

Vier praxisnahe Ansätze der Teamentwicklung als Interventionsmethode bilden sich nach *Brodbeck* und *Frey* (1999:369) sowie *Olfert* und *Steinbuch* (2003:467ff.) heraus:

1. Der interpersonale Ansatz

Dieser Ansatz wird auch Laboratoriumsmethode genannt. Es ist eines der ältesten Verfahren, in dem sich mehrere unterschiedliche Mitarbeiter an einen neutralen Ort treffen und miteinander in der neuen Gruppierung diskutieren, Erfahrungen austauschen und von den anderen lernen konnten. In diesem Ansatz sollen durch Selbsterfahrung in Gruppen soziale Kompetenzen und Kooperation gefördert und die Mitarbeiterzufriedenheit erhöht werden, da über die Gruppenkohärenz letztendlich Zielbildung und Zielerreichung optimiert werden.

2. Der zielorientierte Ansatz

Über Partizipation, gezielte Reflexion und Anreizsysteme wie spezifische Entlohnungssysteme werden die so genannten Encounter-Gruppen (Gruppen, die den Prozess der Laboratoriumsmethode durchlaufen haben) effektiv im Sinne der OE »gefasst«. Die schon ausgeführten OE-Prinzipien kommen jetzt zum Tragen, aus verschiedenen »Ichs« wird ein »Wir«. Die Gruppenkohärenz wird weiter ausgeprägt. Motivation, Arbeitszufriedenheit und Leistung als intrinsische Faktoren werden optimiert, der Gruppen- Output in der Summe erhöht.

3. Der Rollenansatz

Beim Rollenansatz sollen durch Techniken wie Rollenverhandlung und Rollenanalyse in der Gruppe Konflikte erkennbar werden und Rollenprofile, Rollenverständnis entwickelt werden. Bei der Rollenanalyse soll die Rolle[23] jedes Gruppenmitgliedes in Bezug zur Gruppe und zu sich selbst geklärt werden. (Jeder in der Gruppe schreibt auf, wie er die Rolle des anderen sieht.) Diese Rollenzuschreibungen werden von einem Moderator gebündelt und in der Gruppe diskutiert. Jedes Gruppenmitglied wiederum stellt seinen Rollenanspruch der Gruppe vor. Fremd- und Eigenbild hinsichtlich der Rolle werden abgeglichen. Mit dieser Methode wird ein verbessertes Rollenverständnis erarbeitet und das Team in sich gefestigt (verbesserte Gruppenkommunikation, Verminderung von Reibungspotenzialen, höhere Kooperation). Ausbalancierte Rollen geben dem Team ein Profil, im systemischen Ansatz die Abgrenzung zu anderen (Systemgrenze).

4. Der prozessorientierter Ansatz

In einer Trockenübung beschäftigen sich die Gruppenmitglieder mit den neu strukturierten Arbeitsprozessen, d. h. auch mit konkreten Problemen oder vermuteten Ereignissen, innerhalb von Workshops. Diese Workshops können auch unmittelbar im Einsatz nach einer gewissen Zeit in der Organisation eingesetzt werden, um retrospektiv Konflikte, kritische Phasen oder Prozessablaufprobleme aufzuarbeiten und lösen zu können. Diese Problemlösungsworkshops können von internen Mitarbeitern oder externen Beratern geleitet werden. Konfliktpersonen können je nach Bedarf integriert werden.
Dieser prozessorientierte Ansatz ist nach *Comelli* der Erfolg versprechendste, wenn die Teammitglieder gemeinsam ausgesuchte Aufgaben trainieren, die realitätsnah sind, und das Training parallel zur Arbeit durchgeführt wird, entsprechende »Feedbackschleifen« im Turn- around-Prinzip (Arbeit → Training → Reflexion → Erkenntnis → Arbeit etc.) aufgenommen und systemkontextuell verarbeitet werden (vgl. *Comelli* 1994, zit. n. *Bungard, Antoni* 2004:465).

3.4.2 Teamentwicklung auf der Systemebene der Organisation

Ziel einer marktgerichteten Reorganisation betrieblicher Prozesse ist es, flexible Strukturen und ein offenes System zu schaffen, um auf Veränderungsprozesse adäquat reagieren zu können. Bei Interventionen auf Organisationsebene (System) werden daher mehrere Gruppen, ganze Organisationsbereiche oder das gesamte System involviert. Die Mitarbeiter werden in diesem Prozessschritt eingebettet, und zwar mit einer Beteiligung »von oben« oder einer Beteiligung »von unten«.

Eine Beteiligung »von oben«, auch Top-down-Prinzip genannt, findet in Ausschüssen, Gremien und Zirkeln statt, die sich aus Mitarbeitern der betroffenen Abteilungen, Vorgesetzten und Experten (OE-Berater etc.) zusammensetzen. Bei der Beteiligung »von unten«, Bottom-up-Prinzip, lösen die Teams selbstständig aufkommende Probleme, die zu ihrem Arbeitsfeld gehören.

Bei der Top-down-Strategie (von oben nach unten!) nimmt der OE-Prozess seinen Anfang bei der Organisationsspitze, um sich dann im weiteren Verlauf durch die Hierarchieebenen bis zur untersten Ebene fortzusetzen. Gute Prozesssteuerung ist hierbei gegeben, da über Machtstrukturen die Grundlage für Effizienz gegeben ist.

Bei der Bottom-up-Strategie nimmt der Veränderungsprozess seinen Anfang an der Organisationsbasis, den operativ tätigen Mitarbeitern des Systems. Diese werden aktiv ins Geschehen eingebettet, partizipieren und werden informiert.

3.4.3 Umsetzung der Teamentwicklung

Wie kann Teamentwicklung als Interventionsmaßnahme der OE umgesetzt werden? Zwei zentrale Äußerungen:

1. Sowohl Top-down als auch Bottom-up

»Je stärker die Organisationsstruktur und damit auch ihre Kultur durch die Einführung einer Gruppenarbeitskonzepts verändert werden, desto wichtiger ist es, dass dieser OE-Prozess sowohl als Top-down- als auch als ein Bottom-up-Ansatz initiiert wird (vgl. *Bungard, Antoni* 2004:466).

Wollen wir die Teamorganisation mit Primary Nursing einführen, so ist dies schon ein erheblicher Veränderungsprozess im Krankenhauswesen. Die alte Organisationsstruktur wird erheblich aufgebrochen und verändert. Alle betroffenen Mitarbeiter müssen diesen Prozess verstehen, wollen und umsetzen.

2. Offener Entwicklungsprozess

Das Phasenmodell nach Lewin kann nicht isoliert angewendet werden. Eine so gravierende Veränderung in der Organisation ist nicht funktional-linear initiierbar: Mehrfachdurchläufe und Sprünge wären die Folge.

Ein Phasenmodell nach *Lewin* als Ansatz für Entwicklungen in Organisationen ist in diesem Kontext nicht anwendbar, da die Singularitäten (spezifische Ausprägungen, Einzigartigkeit) der Teams nicht genügend erfasst werden, weil das Konzept nach *Lewin* ein auf rationalen Prinzipien basierendes Modell darstellt. Dynamiken in der Organisation als ein Verstehen von Singularitäten von Systemmitgliedern werden mit diesem Modell nicht berücksichtigt.

Folglich ergibt sich im systemischen Kontext ein zirkuläres Durchlaufen von Phasen in der OE von Veränderungsprozessen, die in einem spezifischen Kontext stehen. Ein offener Entwicklungsprozess weist mehrere Merkmale auf (vgl. *Antoni* 2000) (vgl. Abbildung 22).

Diesen Ansatz von *Antoni* übernehmen wir für die OE. Die jeweiligen Items des Modells werden in der Umsetzung konkretisiert.

Kontext:
- **partizipatives Vorgehen**
- **frühzeitige Information aller betroffenen Mitarbeiter**
- **Schaffung struktureller Voraussetzungen (Ablauforganisation: Primary Nursing, Teamkonzept)**
- **Entwicklung günstiger Rahmenbedingungen (Teamorganisation mit Profit-Center-Strukturen als Aufbauorganisation)**

Phasenmodell

1. **Sondierung/Start**
2. **Systemanalyse**
3. **Ausarbeitung Konzept**
4. **Umsetzung**
5. **Evaluation und Weiterentwicklung**

Abb. 22: Merkmale eines offenen Entwicklungsprozesses.

Literatur

Antoni, C. H. (2000): Teamarbeit gestalten. Grundlagen, Analyse, Lösungen. Beltz, Weinheim

Brandstätter, V. (1999): Arbeitsmotivation und Arbeitszufriedenheit. In: Hoyos/Frey (Hrsg.): Arbeits- und Organisationspsychologie. Beltz, Weinheim

Brodbeck, F. C., Frey, D. (1999): Gruppenprozesse. In: Hoyos/Frey (1999): Arbeits- und Organisationspsychologie. Beltz, Weinheim

Bücker, Th., Kupper, Th. (2003): Initiales operatives Qualitätscontrolling – Die mehrdimensionale Prozessanalyse mit Blueprint und ServQual. In: Pr-InterNET, 9/03, HpS-Media, CH-Mönchaltorf

Bücker, Th. (2005): Operatives Pflegecontrolling. Schlütersche, Hannover

Bücker, Th. (2004): Ethische Reflexion eines konkreten Falles anhand eines organisationsethischen Entscheidungsmodells. Hausarbeit KFHN Osnabrück, unveröffentlicht

Bungard, W., Antoni, C. H. (2004): Gruppenorientierte Interventionstechniken. In: Schuler, H. (2004): Lehrbuch Organisationspsychologie. 3. Aufl., Huber, Bern

Damkowski, W. (2000): Das Krankenhaus im Wandel: Konzepte, Strategien, Lösungen. Kohlhammer, Stuttgart

Elke, G. (1999): Organisationsentwicklung (OE) als Anpassungs- und Entwicklungsstrategie. In: Hoyos/Frey (Hrsg.)(1999): Arbeits- und Organisationspsychologie. Beltz, Weinheim

French, W., Bell, C. (1994): Organisationsentwicklung. 4. Aufl., Haupt, Stuttgart

Haubrock, M. (2003): Finanzierung der Krankenhausleistungen im Wandel – Vom Tagessatz zum leistungsbezogenen Entgelt. In: Kerres, A., Seeberger, B. Mühlbauer, B. (2003): Lehrbuch Pflegemanagement III. Springer, Berlin

Legewie, H., Ehlers, W. (1994): Knaurs moderne Psychologie. Knaur, München
Olfert, K., Steinbuch, P. A. (2003): Organisation. 13. Aufl., Kiehl, Ludwigshafen am Rhein
Schreyögg, G. (1999): Organisation. 3. Aufl., Gabler, Wiesbaden
Thommen, J.-P., Achleitner, A.-K. (2003): Allgemeine Betriebswirtschaftslehre. 4. Aufl., Gabler, Wiesbaden
v. d. Arend, A., Gastmans, C. (1996): Ethik für Pflegende. Huber, Bern
Zimbardo, P. G. (1992): Psychologie. 5. Aufl., Springer, Berlin

Anmerkungen

21 Aus der pflegerischen Perspektive heraus ist interessant zu sehen, dass oftmals Mitarbeiter der mittleren Leitungsebene im Pflegemanagement auf Grund rechtlicher Rahmenbedingungen teuer und kostspielig geschult und trainiert werden mit zum Beispiel Leitungskursen wie PML, FLP oder dergleichen, aber die erlernten Inhalte und Fähigkeiten nicht im betrieblichen Prozess anwenden können, da entweder die obere Leitungsebene dieses aus beschriebenen Gründen untersagt oder aber die alten Strukturen etc. die neue Rollenkompetenz und Rollenfunktion derjenigen nicht adaptieren können.

22 Auch hier wird in vielen Krankenhäuser deutlich, dass durch Prozessänderungen »von oben« beispielhaft in der Umsetzung des Nationalen Expertenstandard zum Entlassungsmanagement in der Pflege eine Systemänderung gelenkt, d. h. vorgegeben wird, in diesem Sinne die Erfahrungen, Wünsche, Einstellungen und Ängste der Mitarbeiter sekundär, quasi ohne Belang für das Management, sind. Die Mitarbeitereinbettung in Form von Schulungen oder Einweisungen geschieht erst nach Einführung eines neuen Leistungsprozesses. Die Mitarbeiter werden dabei oftmals »überrollt«.

23 Die Rolle ist definiert über die Erwartungen der Gruppenmitglieder zu dem Rolleninhaber in Bezug zu einem angemessenen Verhalten in einer gegebenen Position (vgl. *Brodbeck* und *Frey* 1999:359).

4 Das Konzept der Teamorganisation mit Primary Nursing

Wir bringen die vorab dargestellten Konzepte der Teamorganisation und des Primary Nursing in Form einer Teamorganisation mit Primary Nursing (TeamPrimaryNursing) zusammen. Begriff, Strukturen und Rollenbild werden unter dem Konzeptdesign erläutert. Ein so großes Konzept wird gefüllt mit einem systemorientierten Pflegemodell, hier z. B. mit dem Pflegemodell nach Roy, das vor allem für die Primary Nurse von Vorteil ist.

Die Anwendung in der Teamorganisation ist ein weiterer Aspekt. Ein zentraler Aufgabenschwerpunkt stellt das Case Management dar, das mit dem Case Controlling das neue Bild der Primary Nurse in der Teamorganisation abrundet.

4.1 Konzeptdesign

Grundlegend für das Konzept der Teamorganisation mit Primary Nursing ist die Philosophie des Konzepts der vollständigen Tätigkeit und der prozessbezogenen Wirkungsweise.

4.1.1 Begriff

Primary Nursing ist ein fallbezogenes, patienten- und prozessorientiertes Erkennen, Planen und Durchführen von Pflege. Die Primary Nurse ist das zentrale Element im Behandlungsprozess. Durch ihre Autonomie, Autorität und Rechenschaftspflicht zeigt sie sich verantwortlich für eine kontinuierliche, koordinierte, individualisierte und begründete Pflege für eine bestimmte Patientengruppe. Sie ist die Anwältin für den Patienten, alle Einflüsse, Maßnahmen etc. laufen über sie. An allen Entscheidungs-, Planungs- und Durchführungsschritten vom Leistungserbringer zum Patienten ist die Primary Nurse beteiligt. Sie selbst führt primär die Pflege durch, kann oder wird diese weiter delegieren an ausführende Organe wie die Associate Nurse als Begleitpflegekraft und weitere Pflegekräften.

Die Primary Nurse erhebt wesentliche pflegerische Daten aus dem Assessment, über pflegerische Diagnosen werden dann Pflegeplanungen entwickelt, die für die Associate Nurse und weitere Pflegekräften im Team verbindlich sind. Die Primary Nurse evaluiert im Prozesscontrolling die Pflegeziele und die pflegerischen Interventionen. Durch ihre Weisungsbefugnis ist sie in der Lage, sehr individuell fallbezogen nach Wertigkeit und Dringlichkeit primär zu pflegen und dabei gezielt vorzugehen.

Durch diese gelenkte, zielorientierte und koordinierte Pflege erreicht die Pflege einen hohen Grad an Effizienz sowie durch die wirkungsvolle, zielerreichende Pflege eine hohe Kundenzufriedenheit und eine entsprechend hohe Effektivität. Die Primary Nurse erlebt Sinn und Verantwortlichkeit, wenn das Konzept der vollständigen Tätigkeit umgesetzt wird, wenn die Anforderungsvielfalt und Ganzheitlichkeit ihres Handelns erlebbar werden, wenn ihr Autonomie zugebilligt wird. Dies spiegelt sich in einer hohen Motivation, einer hohen Leistungsbereitschaft und Arbeitszufriedenheit wieder.

Im Managementgedanken fordert die konsequente Umsetzung des Primary Nursing eine flache Hierarchie, eine Dezentralisierung alter Machtstrukturen. In erster Linie sind hiervon die Stationsleitungen betroffen. Durch PN werden die Stationsleitungen nicht überflüssig, sie erhalten vielmehr größere Managementaufgaben (z. B. Personalentwicklung, Mitarbeit bei der Entwicklung von Leistungsdesigns wie der Implementierung und Umsetzung nationaler Expertenstandards in der Pflege in Bezug zum eigenen spezifischen Setting).

Flache Strukturen mit einer Primary Nurse lassen sich im Rahmen von Lean Management in Formen der Teamorganisation umsetzen. Mehrere Teams bilden ein Profit-Center.

Ein Profit-Center ist nach *Corsten* ein selbstständiger Teilbereich (Sparte) eines Unternehmens, wobei der Beitrag eines Teilbereichs im Zusammenhang zum Gesamtergebnis ermittelt wird (vgl. *Corsten* 1995:805). Die Ziele sind die Kosten- und Leistungstransparenz, die kurzen Kommunikationswege, die flexible Arbeitsorientierung, die verstärkte marktgerechtete Ausprägung und die Komplexitätsreduzierung durch Lean Management mit schlanken Prozessen und Strukturen.

Hier zeigt sich der systemische Zusammenhang: Center-Organisationen und Teamstrukturen stehen in einer schlüssigen Beziehung zueinander. *Eichhorn* untermauert diesen Kontext, wenn er als wichtigste Stärke einer Profit-Center-Struktur Autonomie, Erfolgsverantwortung, Flexibilität und Kundennähe sieht (vgl. *Eichhorn* 1999:7). Die von uns präferierte Teamorganisation mit Primary Nursing im Rahmen einer Profit-Center-Struktur eines Krankenhauses erfüllt diesen Anspruch.

Leiter eines Profit-Centers ist neben dem ärztlichen Leiter (Chefarzt) die pflegerische Leitung (PDL). Diese beiden kontrollieren, steuern und entwickeln die ihnen zugeteilten Teams, in der die Primary Nurse und der Teamleader (in der Regel ein Oberarzt) die zentralen Elemente der Teams sind. Die vertikale Überlappung oder vertikale Teamstruktur nach *Likert* ist in diesem Kontext der gewählte Ansatz (Aufbaustruktur).

4.1.2 Aufbau- und Ablaufstrukturen

Zur Darstellung des Team Primary Nursing als neuer Organisationsform der Teamorganisation mit Primary Nursing wählen wir die Form des Organigramms.

Mit Hilfe von Organigrammen können (siehe auch Kapitel 2) hierarchische Verknüpfungen, Abhängigkeiten, Aufgabenverteilungen und Zielorientierung sichtbar gemacht werden (vgl. *Thiele, Koch* 1998:86; *Josuks* 2003:20; *Schlippe*, *Schweitzer* 2003:134ff.; *Thommen*, *Achleitner* 2003:759ff.; *Wöhe* 2002:146ff.).

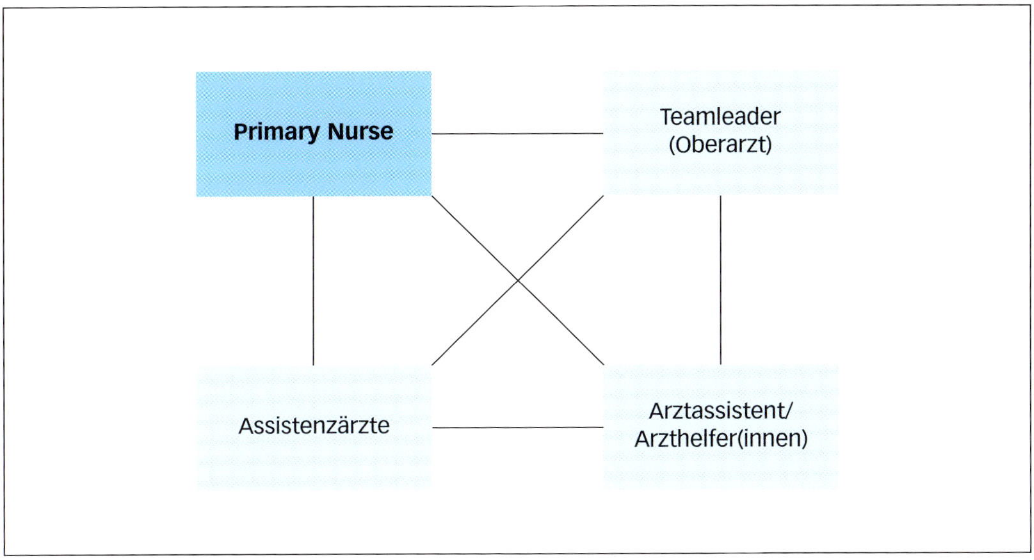

Abb. 23: Das Team als Matrix.

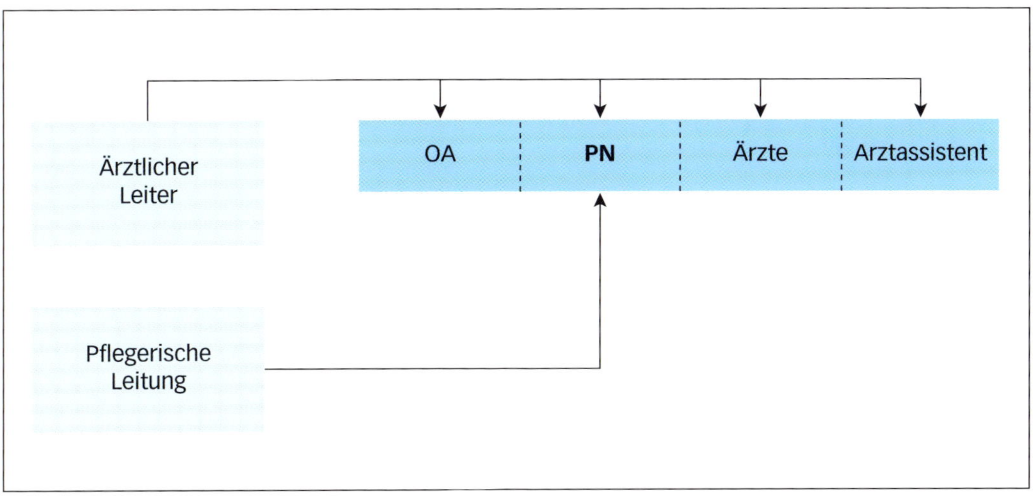

Abb. 24: Das Profit Center = Matrix (Teilbereich).

In der Aufbauorganisation lassen sich zwei Teams herausbilden, zum einen die Primary Nurse im Pflegeteam, zum anderen die Primary Nurse im Behandlungsteam. Abbildung 23 zeigt exemplarisch die Primary Nurse im therapeutischen Team, zu sehen ist eine Matrixstruktur.

Die Ablauforganisation der Primary Nurse innerhalb der vertikalen Teamstruktur, die Primary Nurse als Mitglied sowohl im Behandlungsteam als auch im Pflegeteam, stellt Abbildung 25 dar, TeamPrimaryNursing = TPN) (in Anlehnung an *Thommen* und *Achleitner* 2003:813; *Schreyögg* 1999:261ff.):

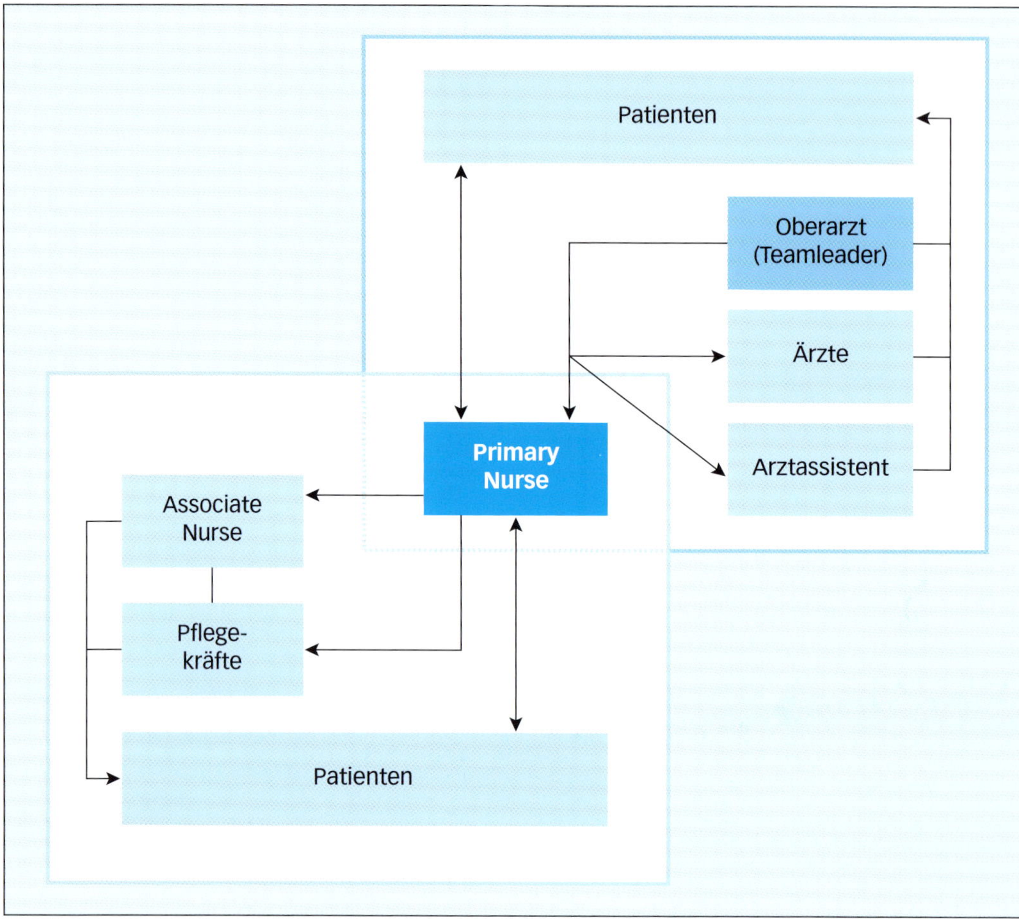

Abb. 25: Modell des TeamPrimaryNursing (TPN).

4.1.3 Rolle

Die Kern-Aufgaben der Primary Nurse wurden bereits in Kapitel 2.3.2.2 beschrieben. Der Primary Nurse werden vielfältige Aufgaben zugeschrieben, die in den Kontext des mittleren Pflegemanagements fallen. Hieraus ist ein **Rollenbild** zu entwerfen. Die Rolle der Primary Nurse ist eigentlich eine Führungsrolle und wird meistens von den Erwartungen des Umfeldes bestimmt (Zuschreibungen von Aufgaben) (vgl. *v. Rosenstiel* 1992; *Brodbeck* und *Frey* 1999:359). Entsprechend modellieren wir das neue Rollenbild für die TeamPrimaryNurse:

> Die Primary Nurse praktiziert Pflege nach neuesten pflegewissenschaftlichen Erkenntnissen und ist als verantwortliche Pflegekraft in der Lage, ein Pflegeteam zu leiten, zu entwickeln und zu steuern (u. a. marktgerechte Ausrichtung der Pflege, Prozesscontrolling, Sicherstellen eines Niveaus einer ausreichenden und sicheren Pflege nach BGB und XI).

In Anlehnung an *Knebel* und *Schneider* (1993: 28ff.), *Ersser* und *Tutton* (2000: 247ff.) sowie *Josuks* (2003: 40ff.) wird eine Stellenbeschreibung für die Primary Nurse innerhalb der Teamorganisation erstellt:

Stellenbeschreibung Primary Nurse

1. Bezeichnung der Stelle
Der(die) Stelleninhaber(in) ist Primary Nurse in einem Behandlungsteam (eines Profit-Centers/Abteilung) im (Krankenhaus/Klinik)

2. Rang der Stelle
Die Primary Nurse ist gleichberechtigtes Mitglied im Leistungsteam und fachvorgesetzte Instanz der ihr zugeteilten Pflegekräfte. Sie ist der pflegerischen Leitung der (Klinik/Profit-Center) unterstellt.

3. Arbeitszeit
Die Stelle einer Primary Nurse ist eine Vollzeitstelle. Diese Stelle ist nach Absprache auf eine ¾-Stelle reduzierbar. Die Arbeitszeit innerhalb der Woche wird von der Primary Nurse eigenverantwortlich geregelt. Dienstplan und Zeiteinteilung der ihr unterstellten Mitarbeiter regelt die Primary Nurse eigenverantwortlich.

4. Vorgesetzter des Stelleninhabers
Die Pflegedienstleitung des (Profit-Centers/Klinik)

5. Unmittelbar unterstellte Mitarbeiter
Direkt unterstellt sind die ihr zugeteilten Mitarbeiter in der Pflege wie

- Associated Nurse,
- weitere Krankenpflegekräfte,
- Krankenpflegehelfer
- Praktikanten
- und Auszubildende in Gesundheitsberufen (Krankenpflegeschüler u. a. m.)

6. Stellenvertretung
Keine direkte; Primary Nurses vertreten sich gegenseitig.

7. Fachliche Voraussetzungen
- Mindestens 5 Jahre Berufserfahrung im fachspezifischen Bereich oder Abschluss einer einschlägigen Fachweiterbildung in der Pflege
- Absolvierung eines pflegebezogenen Studienganges in Pflegemanagement (Dipl.-Pflegewirt (FH)), Pflegepädagogik (Dipl.- Pflegepädagogin (FH)) oder vergleichbares
- ***oder*** Nachweis einer Weiterbildung zur Pflegefachkraft im mittleren Leitungsbereich in der Pflege und adäquater Fortbildungen zu Themen des Primary Nursing mit der Bereitschaft zu einem Studium eines pflegebezogenen Studienganges

▶▶

8. Zielsetzungen
- Verantwortlich und rechenschaftspflichtig sein für ein gezieltes, prozessbezogenes Assessment, Pflege diagnostizieren, planen, durchführen und evaluieren für eine genau begrenzte Gruppe von Patienten im spezifischen Profit-Center (der Klinik),
- Ein hohes Maß an Pflegequalität entwickeln und deren Aufrechterhaltung unter ökonomischen Kautelen sowie Berücksichtigung neuester pflegewissenschaftlicher Erkenntnisse und der Hausphilosophie (Leitbild) und
- Führung, Steuerung und Entwicklung des zu betreuenden Pflegeteam (sachlich und inhaltlich).

9. Aufgaben
a) pflegebezogene Aufgaben
- direkte, prozessadaptierte, patientenzentrierte Pflege auf evidence based-Niveau,
- Delegation von Pflege an nachfolgende Stellen,
- Übernahme von Verantwortung und Rechenschaft nach o. g. Kriterien,
- Gestaltung der Pflegedokumentation, -planung und -maßnahmen,
- pflegerische Begutachtung und Beratung der zu betreuenden Patienten und deren Angehörigen,
- Anleiten und Unterstützen von nachgeordneten pflegerischen Mitarbeitern,
- Fallkommunikation mit anderen Teammitglieder und
- Operatives Case-Controlling.

b) Führungsaufgaben unter Gesichtspunkten des Pflegemanagements
- Führen eines umschriebenen Teams mit Associated Nurses, Krankenpflegekräften u. a. m. (Einsatzplanung, -koordination, Kommunikation teamüberlappend),
- Marktgerechte Ausrichtung und Entwicklung und Analyse der für die PN betroffenen Prozesse (Prozesscontrolling),
- Fallmanagement und Fallevaluation (→ **Case Management (4.3)**),
- Umsetzung forschungsbasierter Pflege und
- Personalentwicklung.

Das System des TPN erfordert ein adäquates Arbeitsmodell und einen spezifischen Bezugsrahmen im Sinne einer konzeptuellen pflegerischen Theorie. D. h. ein Arbeiten im systemtheoretischen Kontext. Beispielhaft zu nennen wäre hier die Pflege nach *Roy*.

4.2 Systemtheoretisches Pflegemodell für das Primary Nursing: Pflege nach Roy

4.2.1 Theoretische Einführung in die Pflege nach Roy

Das systemorientierte pflegewissenschaftliche Modell nach Sr. *Callista Roy*, einer Ordensschwester aus Saint Joseph of Carondelet (USA), ist zwischen 1964 und 1966 an der University of California in Los Angeles entwickelt, im Pflegecurriculum am Mount Saint Marys College ab 1968 in Los Angeles operationalisiert worden (vgl. *Marriner-Tomey* 1992:477ff.).

Das Adaptationsmodell von *Roy* beschreibt den Menschen als ein adaptives System, das in ständiger Interaktion (Wechselwirkung) mit einer sich verändernden Umwelt (Umsystem) steht und nach Homöostase (Gleichgewicht) strebt. Ihre humanistisch geprägte Theorie spiegelt sich darin wider, dass Pflege den Adaptionsprozess und den Menschen in seiner Singularität fördern soll. Nach *Meleis* umfasst *Roys* Modell vier zentrale Charakteristika wie Input (Reize und Adaptationsniveau), Kontrollprozesse (Regulatoren und Kognatoren), Auslöser (Adaptationsmodi) und Output (Reaktionen) (vgl. *Meleis* 1999:461, *Akinsanya et al.* 1997:20ff.).

Drei verschiedene Reize (Stimuli) kommen im Roy-Modell vor: (1) fokale Reize (zentrale Einflüsse; diese konfrontieren die Menschen am unmittelbarsten, haben existenziellen Wert), (2) kontextuelle Reize (begleitende Einflüsse; sie wirken in der betreffenden Situation mit) und (3) residuale Reize (unklare Einflüsse; oftmals aus Vorerfahrungen der Menschen herrührend).

Diese Einflüsse sind intern (vom Menschen ausgehend) sowie extern (von der Umwelt geschaffen). Im Sinne des Strebens nach Gleichgewicht durch eine gewichtete Umwelt-System-Differenz im Systemkontext (Homöostase der inneren und äußeren Reizeinwirkungen) ist die Pflege im Anspruch nach *Roy* aufgefordert, genau auf diese Basis einzuwirken und im pflegetherapeutischen Kontext nicht linear, sondern eher reziprok und rekursiv ein Adaptationsniveau zu ermöglichen. Das System hat zwei Bewältigungsstrategien (Subsysteme) zur Adaptation: zum einen ein Regulatorsystem (neurologische und angeborene Strategien der Bewältigung) und zum anderen kognatorische Systeme (Bewältigung der Einflüsse durch Verarbeitung und Wahrnehmung). Beide sind Systemstrukturen, durch die die Reize aus dem Umsystem kanalisiert und verarbeitet werden.

Prozesse und Strukturen schaffen im Systemkontext Anschlussmöglichkeiten, hier: Reaktionen. Dies geschieht durch die vier Adaptationsmodi nach *Roy* durch die (1) Physiologie des Menschen (Grundbedürfnisse), (2) durch den Selbstkonzeptmodus (Selbst- und Fremdbild einer Person), (3) durch die Rollenfunktion (soziale Integrität) und (4) durch die Interdependenz (wechselseitige Abhängigkeit einer Person zur Umwelt).

Der Output wird als das Ergebnis des Adaptationsprozesses beschrieben. Als adaptiv werden Wachstum, Überleben, Reproduktion und Reaktion bezeichnet. Ineffektive Adaptation ist zum Beispiel Krankheit. Ineffektive Reaktionen des Menschen fördern adaptive Mechanismen nicht, sondern stellen über die Feedbackschleife im rekursiven und zirkulären Prozess einen neuen Input da (vgl. *Brücker et al.* 2000:13; *Schröck, Drerup* 1997:191; *Meleis* 1999:461ff.).

Das Modell nach *Roy* ist eine Theorie großer Reichweite, im Wissenschaftskontext deduktiv (Theorieableitung aus Ansätzen von *Helsons, Johnson* und *Bertalanffy*) und induktiv (adaptive Modi wurden durch *Roy* und ihre Studenten entwickelt).

Das pflegerische Modell beinhaltet die vier Metaparadigmen der Pflege (Mensch, Pflege, Umwelt und Gesundheit). Hiernach gilt der Mensch als ein biopsychosoziales Wesen mit der Möglichkeit der Adaptation. Der Mensch ist ein interaktives Wesen und strebt danach, mit der Umwelt im Gleichgewicht zu sein. Die Umwelt ist dynamisch und wirkt

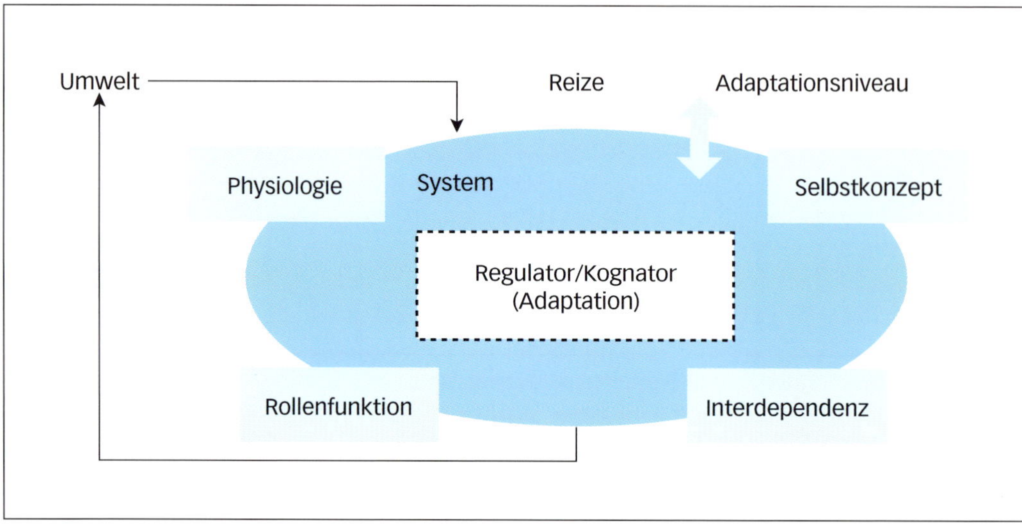

Abb. 26: Systemischer Ansatz nach Roy (aus: *Akinsanya* 1997:35).

wie beschrieben mit Reizen auf den Menschen ein. Gesundheit ist demnach ein homöostatischer Zustand in der Balance der Umwelt-System-Differenzen mit Folge einer ausbalancierten Adaptation.

Wenn Copingstrategien des Menschen als Adaptationswirken nicht reichen, kommt es zum instabilen Zustand, zu einer Krankheit. Pflege nach *Roy* hat hier einen problemlösenden und adaptiven Charakter. Nach dem Erkennen der Stimuli auf den Menschen erfolgt die Pflegediagnose, aus der dann Pflegeplanung und Intervention mit nachfolgender Evaluation erfolgen (vgl. *Akinsanya et al.* 1997:20ff., *Roy* 1984:13ff.).

Der pflegerische Systemansatz ist im *Roy*-Modell auch grafisch gut darstellbar, wie Abbildung 26 zeigt.

4.2.2 Der pflegerische Prozess nach Roy

Das pflegerische Modell nach *Roy* ist adaptiv orientiert, also nach der Klassifikation nach *Meleis* ein Ergebnismodell. In der ersten Assessmentphase wird der physiologische Modus primär pflegerisch abgehandelt, im weiteren Verlauf der Stabilität des Patienten ermöglicht die Pflege nach *Roy* in weiteren Assessments die problemlösende und adaptiv ausgerichtete Pflege im Hinblick auf die anderen Modi.

In Anlehnung an *Meleis* lässt sich gerade hier die wesentliche Bedeutung für das Management ableiten, gilt es doch, eine Pflege zwischen Effizienz und Effektivität zu leisten (vgl. *Meleis* 1999:470ff.):

- Professionelle Pflege ist ein Arbeiten in der Pflege nach konzeptuellen Pflegemodellen wie zum Beispiel nach dem Modell nach *Roy*.
- Das Modell nach *Roy* ist ergebnis- oder zielorientiert, im Wesen zirkulär und wegen der Nicht-Linearität prozessoffen.

- Es ist individuell, problemlösend und klientenzentriert; der Patient ist integraler Bestandteil der Pflege und damit im Mittelpunkt des Geschehens.
- Es ist wegen der Prioritätenbezogenheit auch im ökonomischen Sinn effizient.
- Es steigert durch die genannten Punkte die Patientenzufriedenheit, ermöglicht eine hohe Pflegequalität und fördert die Mitarbeiterzufriedenheit und
- erfordert ein Arbeiten nach einem adäquaten Stellengebilde und eine Prozessorganisation im Kontext der Aufbauorganisation: wie zum Beispiel das Primary Nursing innerhalb einer Teamorganisation.

Wie sieht nun das Pflegemodell im pflegerischen Prozess aus? *Akinsanya* et al. beschreiben folgende Vorgehensweise: (1) Bearbeitung des physiologischen Modus, (2) dann die anderen Modi in der Planung der Pflege in der Abfolge nach dem Pflegeprozess mit den Schritten Assessment, Zuordnung zu den Stimuli, Pflegediagnose, Pflegemaßnahmen und Ziele neben Evaluation (vgl. *Akinsanya et al.* 1997:40ff.). Hier ein Beispiel zum Pflegeprozess nach *Roy* bei einem Patienten mit Apoplexie und rechtsseitiger Hemiparese (Ausschnitt):

1. Bearbeitung des physiologischen Modus

1.1 Assessment zum ineffektiven Verhalten (ein Merkmal)
Der Patient hat zu hohen Blutdruck.

1.2 Erfassen der einwirkenden Stimuli (2. Assessment)
Fokaler Stimulus: Angst und Ungewissheit; kontextueller Stimulus: Grunderkrankung.

1.3 Pflegediagnose
Akute Hypertonie i. R. Apoplexie

1.4 Pflegeziel
Sicherheit geben durch regelmäßige RR-Überwachung.

1.5 Interventionen
Regelmäßige Vitalzeichenkontrollen; beruhigendes Gespräch etc.

1.6 Evaluation
Pflegedokumentation; Pflegevisite: RR stabil, dokumentiert, Patient fühlt sich sicher und informiert.

2. Bearbeitung eines anderen Modi: zum Beispiel Rollenfunktionsmodus

2.1 Assessment zum ineffektiven Verhalten
Beispiel: Dem Patienten ist unwohl, weil er nach Hause entlassen werden soll.

▸▸

2.2 Gezieltes Assessment der einwirkenden Stimuli
Fokaler Stimulus: ischämischer Insult; kontextueller Stimulus: Verlust der Rollenfähigkeit (a) beruflicher Art, (b) im gesellschaftlichen Kontext und (c) zu sich selbst; residualer Stimulus: Schwierigkeit, die neue Rolle anzunehmen, zu begreifen und sich darin zu entwickeln.

2.3 Pflegediagnose
Verlust der beruflichen Perspektive etc.

2.4 Pflegeziele
Lebenssinn durch neue Werte; Erleben neuer Lebensinhalte; neue Dimensionen des Lebens erfahren

2.5 Interventionen
Klientenzentrierte Gesprächsführung; aktives Beistehen bei der Rollenfindung; Copingstrategien entwickeln und fördern, ggfs. Sozial- und Psychologiedienst einschalten.

2.6 Evaluation
Pflegedokumentation; Pflegevisite; Gesprächsevaluation: Patient hat keine Angst vor Entlassung nach Hause, sieht neue Perspektive; stabile Rollenfunktion

Diese prozessbezogene Pflege nach dem Pflegemodell nach *Roy* zeigt die Elemente des Bezugssystems auf. Die Pflege ist kontinuierlich und passt sich dem adaptiven Verhalten des Patienten an. Wird beim physiologischen Modus eher der funktionale Charakter der Pflege wahrgenommen, kommt über die weiteren Bearbeitungen der Modi der Prozesscharakter des Pflegemodells hervor.

4.3 Zentrale Aufgabe: Pflegequalitätsentwicklung und Case Management in der Pflege

Eine erfolgreiche Patientenversorgung im heutigen DRG-Kontext im Sinne eines Prozessgeschehens zwischen Effizienz und Effektivität bedeutet eine adäquate Prozessorganisation.

Primary Nursing innerhalb der Teamorganisation ist sicherlich so ein erfolgreicher Prozessansatz. Unter dem Primat kostenhomogener Strukturen im DRG-Rahmen sind Prozesse patienteninduziert zu gestalten, beispielsweise über Clinical Pathways (Behandlungspfade). Diese können selbst interdisziplinäre Teilprozesse sein, wobei die Pflege neben der Medizin einen hohen Stellenwert besitzt.

Innerhalb solcher Behandlungspfade kommen folgende Ansätze zum Tragen: Arbeits- und/oder Verfahrensanweisungen, Handlungskonzepte auf der Theorieebene geringer Reichweite, Konzepte zur Umsetzung von nationalen Expertenstandards in der Pflege (z. B. Entlassungsmanagement in der Pflege). All dies geschieht unter dem Fokus der Erreichung der klinikspezifischen DRG-Verweildauer sowie bei Vermeidung von Drehtüreffekten und Versorgungsbrüchen. Außerdem soll die Erzielung einer hohen Prozessqualität sich auch in einer hohen Kundenzufriedenheit niederschlagen.

Zwei zentrale Aufgabengebiete zeichnen sich für die Primary Nurse innerhalb der Teamorganisation ab, die genau dieses Profil ermöglichen: die Mitarbeit in der Qualitätsentwicklung und das Arbeiten im Case Management.

4.3.1 Qualitätsentwicklung in der Pflege

Nicht nur Gesetze (z. B. § 137 SGB V im Sinne der externen Qualitätssicherung), sondern vielmehr die akute Problemlage zwingt u. a. die Krankenhäuser zu einer effektiven und effizienten Qualitätsentwicklung und deren Sicherung.

In unserem Konzept wäre es die Aufgabe der TeamPrimaryNurse, sowohl mit ihren anderen TPN pflegebezogen (z. B. Umsetzung der Expertenstandards in der Pflege zu Praxisstandards) und interdisziplinär mit anderen Berufsgruppen an Leistungsprozessen (z. B. Behandlungspfaden) im Sinne der Qualitätsentwicklung in der Klinik mitzuwirken.

Aus der Vielzahl der Methoden nehme ich eine erfolgreiche Methode zur Qualitätsentwicklung in der Pflege heraus, nämlich die Unit-Based- Methode zur Umsetzung von nationalen Expertenstandards in Praxisstandards auf Basis des PDCA-Zyklus.

Unit-Based-Methode für TeamPrimaryNurse
= teamgebundene Qualitätsentwicklung und -sicherung als ein internationaler und systematischer Problemlösungsansatz, der aus den Schritten zur Beschreibung, Umsetzung und Evaluierung der Pflegequalität besteht.

Merkmale:
- Qualitätsförderung in kleinen Organisationseinheiten bezogen auf jeweils ein Thema pro Zyklus
- Entwicklung und Modifikation von Qualitätskriterien und -standards durch das Team der TeamPrimaryNurses
- Themen- und situationsspezifische Entwicklung und Anwendung von Instrumenten zur Evaluierung der Pflegepraxis (→ Pflegecontrolling)
- Integration der Qualitätsaktivitäten in die täglichen Arbeitsabläufe als regulärer Bestandteil der Aufgaben für TPN (→ Rollenbild)

Diese Qualitätsentwicklung und -sicherung als Bottom-up-Prinzip basiert auf sechs Grundprinzipien:
1. Methode der Anwender und ihr Kontrollinstrument
2. Beteiligung und Einbindung der Anwender (Partizipation)
3. Orientierung am Patienten (kundenorientiert)
4. Orientierung an der Situation (marktgerechtes Ausrichten)
5. Erreichbarkeit der Zielsetzung (Umsetzbarkeit)
6. Multiprofessionalität

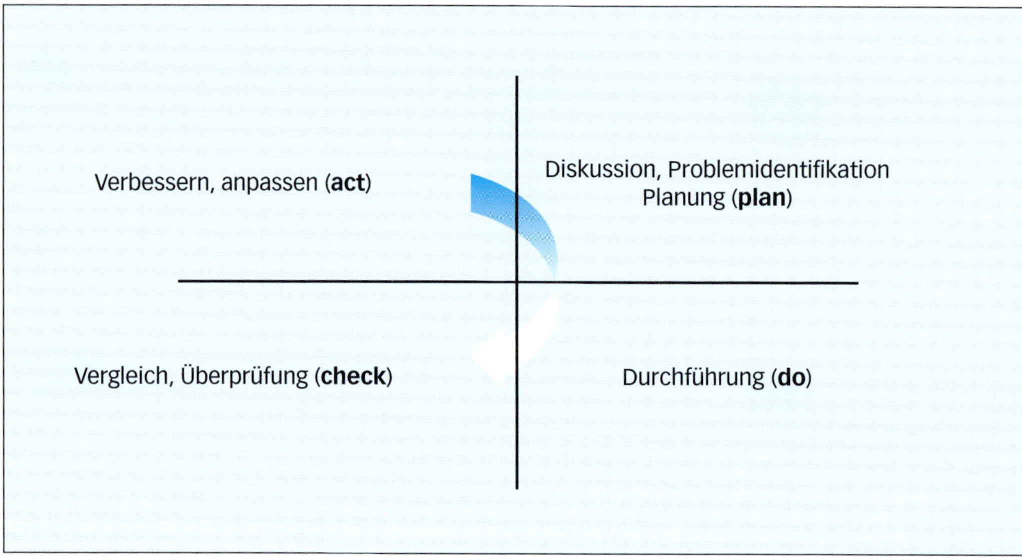

Abb. 27: Das Modell nach *Deming*.

Gegenstand der pflegerischen Qualitätsentwicklung ist z. B. die Umsetzung nationaler Expertenstandards in Praxisstandards.

Die Standarddefinition des Deutschen Netzwerkes für Qualitätssicherung in der Pflege (DNQP, 2000) lautet: »*Pflegestandards sind ein professionell abgestimmtes Leistungsniveau, das den Bedürfnissen der damit angesprochenen Bevölkerung angepasst ist und Kriterien zur Erfolgskontrolle dieser Pflege mit einschließt.*«

Praxisstandards (guidelines) dagegen sind einrichtungsinterne Festlegungen eines Qualitätsniveaus zur Optimierung der internen Qualitätsentwicklung, konsens- und wissenschaftsbasiert und z. B. mit der Unit-Based-Methode entwickelt.

Nach dem *Modell der Ständigen Verbesserung* (Continuous Improvement Process) nach *Deming* mit dem **P**lan-**D**o-**C**heck-**A**ct-Zyklus (*PDCA- Zyklus*) (vgl. *Kamiske, Brauer* 2002:82ff.) können z. B. Praxisstandards in der Klinik *unit-based* seitens der TPN entwickelt werden.

Die Standardumsetzung in der Praxis als prozesshaftes Geschehen für die TeamPrimary-Nurse:

1. Schritt: **plan**
   - In ihrem Leistungsbereich formieren sich die TPN zu einer operativen Arbeitsgruppe
   - Es erfolgt eine Diskussion pflegerischer Werte sowie die Festlegung einer zielorientierten Pflegequalität (z. B. Umsetzung der nationalen Expertenstandards in der Pflege in Form von Praxisstandards, Qualitätsindikatoren etc.)
   - Pro Zyklus wird ein Standard ausgewählt
   - Kriterien und Instrumente zur Überprüfung werden entwickelt

2. Schritt: **do**
   - Einführung der Praxisstandards (Intranet, Post, Rundschreiben, Dienstübergabe, Dienstbesprechungen, Teamsitzungen, Begleitung, Anleitung, Schulung)
   - Durchführung der Praxisstandards
   - Sammlung von Messdaten

3. Schritt: **check**
   - Auswertung über Ist-Soll-Vergleiche
   - Auswertung im Team der TPN
   - Überprüfung der Umsetzung der Praxisstandards mit Methoden des operativen Pflegecontrolling (z. B. Pflegevisite, Prozessanalyse etc.)

4. Schritt: **act**
   - Anpassung der Standards nach Auswertung
   - Ergebnisbetrachtung, evtl. Verbesserungen
   - Ggf. Änderungsplan aufstellen

4.3.2 Pflegerisches Case Management

Im interdisziplinären Team hat die Primary Nurse mit dem **Case Management** eine koordinierende, analysierende und entwickelnde Rolle (vgl. *Landenberger* 2001:271, *Rudhart-Dyczynski* 2003:67ff., *Schwaiberger* 2002:18, *Oberender, Zerth* 2003:269). Case Management für TeamPrimaryNursing wäre demnach auch ein **Case Controlling** des Leistungsdesign hinsichtlich Qualität, Fall und Kosten.

Einige Methoden des operativen Pflegecontrolling unter dem Fokus der Qualität wären exemplarisch die Pflegevisite, die Prozessanalyse und die ServQual-Methode zur Bestimmung der Patientenzufriedenheit sowie die FRAP-Methode als Beurteilungsinstrument für Prozesse und Strukturen (siehe auch *Bücker* 2005:53ff.).

Unter dem Kostengesichtspunkt ist die Pareto-Analyse eine mehrdimensionale Controllingoption, die für die TPN operativ anwendbar ist. Das Leistungscontrolling rundet das Case Management ab, in der fallgruppenspezifisch im DRG-Kontext gearbeitet werden kann.

4.3.2.1 Pflegerisches Qualitäts-Controlling

Eine pflegerische Systemanalyse (hier mit der Sicht nach innen und außen) im Sinne des pflegerischen Prozesses im Behandlungspfad lässt sich innerhalb der Pflegevisite des pflegerischen Case Management durchführen. Alle oben genannten Merkmale und Faktoren werden in der Form einer Ist-Soll-Analyse über die Dokumentation in Checklistenformat erfasst. Eine Checkliste im operativen Case Controlling kann folgendermaßen aussehen (vgl. Tabelle 6).

Tabelle 6: Prozessanalyse.

Merkmal (Soll)	**Erfüllung (Ist)**		
	vollständig (1.0)	**Unvollständig (0.5)**	**Gar nicht (0.00)**
Aufnahme des Patienten mit Erstassessment			
Erfassung von Pflegediagnosen			
Pflegeplanung			
Darstellung der Interventionen			
Erreichung der Pflegeziele			
Verlaufsdokumentation im Behandlungspfad			
Dokumentation der Varianzen			
Varianzanalyse			
Überprüfung der DRG-Zeitfenster pro Fall			
Erfassung pflegerelevanter Diagnosen pro Fall			
Versorgung poststationär im EMiP gewährleistet?			
Erfassen pflegerischer Maßnahmen bzgl. EMiP			

Diese Prozessanalyse ermittelt die Ergebnisqualität des pflegerischen Handelns (vgl. *Siebers, Wander*, zit. n. *Fischbach, Spitaler* 2004:163). Im jeweiligen Case Management einer Teamorganisation mit Primary Nursing ist diese Methode individuell handhabbar.

Mit dem ServQual-Ansatz lässt sich die Dienstleistungsqualität bei einer Befragungstechnik messen. Diesen Ansatz nehmen wir nun exemplarisch für ein Case Management im TeamPrimaryNursing, und zwar für die telefonische Evaluation im Rahmen des Entlassungsmanagements.

Ausgehend von den fünf Qualitätsdimensionen einer Dienstleistung nach *Parasuraman* (materielles Umfeld, Zuverlässigkeit, Entgegenkommen, Souveränität und Einfühlungsvermögen) haben *Zeithaml*, *Berry* und *Parasuraman* in den 1980er Jahren einen so genannten »multiattributiven Fragebogen zur Erfassung der Dienstleistungsqualität« erstellt. In diesem erfolgt der Abgleich zwischen der erwarteten und erlebten Leistung eines Kunden in Form eines ServQual-Fragebogens (Fragen zu **Serv**ice und **Qual**ität) (vgl. *Fliess, Reckenfelderbäumer* 2001:309). Dieser **Allansatz** lässt sich gut auf die Pflege übertragen, da wir es ja in der Pflege um pflegerische Dienstleitungen zu tun haben.

In Anlehnung an *Bücker* (2005:55) wird in der Entlassungsphase eines Patienten ein ServQual-Ansatz verwendet. Der Erfüllungsgrad wird mit einer Likert-Skala von 1.0 bis 0.00

in fünf Einstufungen ermittelt, pro Item wird je eine Zuordnung zugelassen. Diese Ergebnisse lassen sich dann deskriptiv auswerten (eindimensionale Messung). Die Items sind die bereits genannten Dienstleistungscharakteristika. Zu jedem Item wird in diesem Beispiel mindestens eine Fragenzuordnung im Hinblick auf Entlassung/Überleitung von A nach B gewählt. Als Kontrollfrage steht am Schluss die Ermittlung der generellen Zufriedenheit, die mit den vorher ermittelten Daten deckungsgleich sein sollte.

Diese Form der Evaluation als Merkmal S6 des Expertenstandards Entlassungsmanagement in der Pflege bietet sich auch für eine EDV-gestützte Pflegedokumentation an.

Tabelle 7 zeigt die telefonische Evaluation im EMiP mit dem ServQual-Ansatz.

Für die TeamPrimaryNurse ist es nicht nur wichtig, die Qualität ihrer Arbeit, ihrer zu verantwortenden Systeme, Prozesse und Strukturen zu kontrollieren, entwickeln und zu optimieren, sondern auch im Sinne des Risikomanagements mögliche oder bestehende Problematiken zu erkennen und entsprechend gezielt zu beheben. Eine Methode, die dies gestattet, ist die indirekte FRAP-Methode (siehe auch *Bücker* 8/2005).

Bei der so genannten *indirekten **F**requenz-**R**elevanz-**A**nalyse von **P**roblemen* (FRAP) werden Problemkonstellationen im betrieblichen Prozess in einer Relation zur quantitativen Häufigkeit (Frequenz) und Wichtigkeit (Relevanz) in Bezug zu den Prioritäten hinsichtlich der Abarbeitung (Behebung) ermittelt.

Tabelle 7: Checkliste Telefonevaluation EMiP.

Dimensionen (Soll)	**Erfüllungsgrad (Ist)**				
	1.00	**0.75**	**0.50**	**0.25**	**0.00**
Zuverlässigkeit • Ein vorab geplanter Termin zur Entlassung oder Überleitung wird eingehalten					
Entgegenkommen • Der Ablauf wurde mir genau erklärt • Meine Wünsche bzgl. Entlassung/Überleitung wurden erfüllt					
Souveränität • Die Transaktion war sicher und professionell					
Einfühlungsvermögen • Als Patient war ich im Mittelpunkt der Transaktion/ Pflegeprozess					
Materielles Umfeld • Das Entlassungsmanagement ist hochqualitativ (Stelle)					

Tabelle 8: Ergebnis der FRAP-Methode.

	1.0	0.75	0.50	0.25	0.00
1. Vorab geplanter Termin zur Entlassung wurde eingehalten	15	4	1	0	0
2. Der Ablauf wurde mir genau erklärt	4	8	8	0	0
3. Meine Wünsche bzgl. Überleitung/Entlassung wurden erfüllt	0	3	7	7	3
4. Die Transaktion war sicher und professionell	18	2	0	0	0
5. Ich als Patient bin im Mittelpunkt des Geschehens gewesen	5	3	8	4	0
6. Das Entlassungsmanagement in der Klinik ist hochqualitativ gewesen	10	7	0	2	!

Als Beispiel dient hier die telefonische Evaluation im Entlassungsmanagement mit den Ergebnissen von n = 20 Patienten. Gegeben sei folgendes Ergebnis (Tabelle 8).

Die Problemkonstellation: Im Leitbild heißt es in diesem Beispiel, dass die Pflege in der Klinik A eine hohe Qualität gewährleisten will. Alle Antworten, die also schlechter als »gut« (0.50) ausfallen, sind entsprechend Gegenstand der FRAP zum Entlassungsmanagement der Klinik A. In Tabellenform werden nun zu jedem Item die Frequenz (F) und die Wichtigkeit (R) ermittelt, die dann R/F-Wertepaare wiedergeben. Diese Wertepaare werden auf einer so genannten Vier-Felder-Matrix (Boston-Matrix) eingetragen.

Tabelle 9: Ermittlung von Frequenz (F) und Wichtigkeit (R).

Problem	Gewichtung	F/R
1	F = 1 von 20 = 5.0 % R = 1 x 0.5 / 20 = 0.05	5/0.05
2	F = 8 von 20 = 40 % R = 8 x 0.5 / 20 = 0.2	40/0.20
3	F = 17 von 20 = 85 % R = (7 x 0.5 + 7 x 0.25 + 3 x 0.00) / 20 = 0.26	85/0.26
4	F = 2 von 20 = 10 % R = 2 x 0.50 / 20 = 0.05	10/0.05
5	F = 12 von 20 = 60 % R = (8 x 0.50 + 4 x 0.25) / 20 = 0.25	60/0.25
6	F = 3 von 20 = 15 % R = (2 x 0.25 + 1 x 0.00) / 20 = 0.03	15/0.03

In der Matrix ergibt sich folgendes Bild:

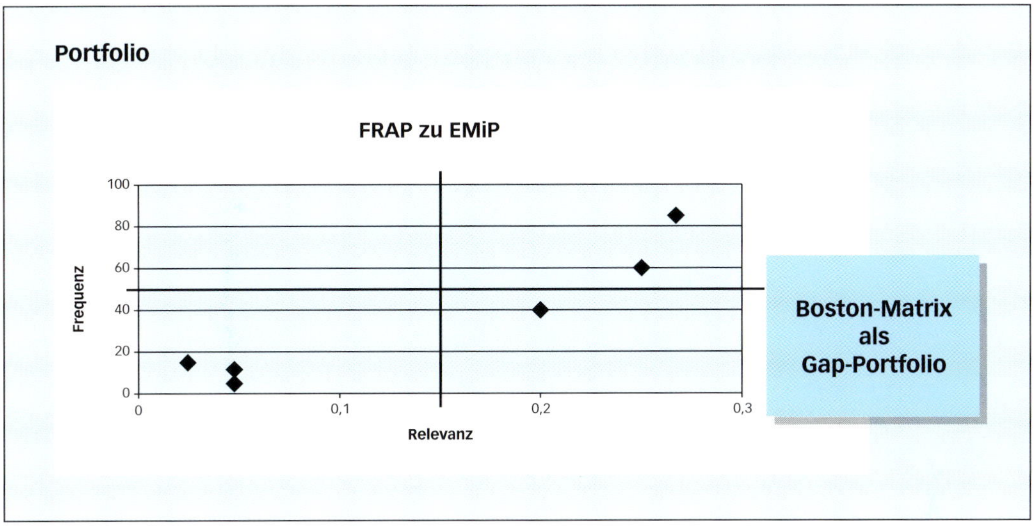

Abb. 28:Die Vier-Felder-Matrix.

Die Auswertung ergibt folgende Strategien für die TeamPrimaryNurse:

- Im Feld oben links: Sondersituation; keine Zuweisung,
- Im Feld oben rechts: Zuweisung Problem (3) und (5): kritische Kundensituation, Sofortaktion geboten
- Im Feld unten links: Lappalie; drei Zuweisungen
- Im Feld unten rechts: Schwäche im Routinebetrieb: eine Zuweisung Problem (2)

Aus dem Portfolio lassen sich nun im Wesentlichen drei Problemfelder erkennen, die ein ökonomisches Abarbeiten zulassen:
Die Schwächung im Routinebetrieb wäre demnach das Problem (2) mit: »Der Ablauf wird mir genau erklärt«. Die kontinuierliche Optimierung wäre hier der richtige Ansatzpunkt. Hier würde ein Service-Blueprint die Prozessstruktur verdeutlichen und die Kundenkontaktpunkte aufzeichnen. Darüber ließe sich eine Prozessoptimierung unter Kundengesichtspunkten einleiten.

Eine akute Handlungsoption wird im oberen rechten Feld aufgezeigt. Zwei Problemlagen konkretisieren sich im EMiP der Klinik A zu »Meine Wünsche werden im *EMiP* (**E**ntlassungs**m**anagement **i**n der **P**flege) erfüllt« und »Als Patient bin ich im Mittelpunkt des Geschehens« heraus. Hier steht die Fall- oder Prozessanalyse (z. B. über Service-Blueprint etc.) zur Erhärtung der Sachlage unverzüglich an. Im Aufgabegefüge für die TeamPrimaryNurse ergibt diese Konstellation unmittelbar den Arbeitsauftrag.

4.3.2.2 Pflegerisches Kosten-Controlling

Neben der Qualitätsdimension ist die Kostendimension im pflegerischen Case Management relevant. Hier ist für das teamspezifische Case Management u. a. die Pareto-Methode in der ABC-Analyse interessant.

Tabelle 10: Pareto-Analyse.

Klasse	Wertanteil (%)	Mengenanteil (%) **Ertrag/Leistung**	Aussage **Aufwand**
A	70–80	10–20	Wichtig; hochwertig
B	10–25	20–30	Mittelwichtig; mittelwertig
C	5–10	60–70	Weniger wichtig; niedrigwertig

Diese kostenanalytische Methode nach Pareto ist eine bezugsgruppen-adaptive Verbrauchsgüterklassifikation in Bezug zu Menge und Wert. Pro Periode wird der Materialverbrauch pro Patientengruppe (Fallgruppe) aus der Dokumentation systematisch erfasst. Im zweiten Schritt wird der wertmäßige Verbrauch im Verhältnis betrachtet, dann nach dem Prozentanteil zum wertmäßigen Verbrauch sortiert und schließlich eingeteilt in die A-, B- oder C-Güter.
Ziel der *Pareto-Analyse* ist es, die wesentlichen Materialien für den Behandlungsprozess zu erkennen (key accounts identification), Ansatzpunkte für Verbesserungen aufzuzeigen und natürlich nach der 80/20-Regel die A-Güter zu analysieren, die die Wirtschaftlichkeit der Prozesse steigern (Pareto-Prinzip). Tabelle 10 zeigt, welche Systematik sich für diese Klassifikation ergibt.

Das Pareto-Prinzip besagt: »Um 80 % Ertrag oder Leistung zu erzielen, ist nur bis zu 20 % Aufwand nötig«. Dieses gelingt mit den so genannten A-Gütern.
A-Güter bezeichnen hohe Kosten bei geringem Mengenverbrauch, C- Güter bezeichnen dagegen geringe Kosten bei hohen Mengen. Die größten Einspareffekte lassen sich demzufolge durch Mengen- und Preisbeeinflussung der A-Güter bewirken.

Die TeamPrimaryNurse mit ihrer Rolle im teamorientierten Management von Behandlungspfaden kann mit dieser Methodik die A-Güter identifizieren und nach Rücksprache mit dem Team über den Einkauf beeinflussen, um eine Preisstabilität bzw. Kostensenkung zu erzielen.

Tabelle 11: Exemplarische Verbrauchsgüter beim Behandlungspfad »Elektive Kardiologie« (vgl. *Wöhe* 2002:413; *Thommen, Achleitner* 2003:306ff.).

Materialart	**Preis (fiktiv)**	**Verbr. pro Jahr**	**%**	**Preis %**	**Gesamt**	**Klasse**
Femostop	25 €	750	27,27	18750 €	88,25	A
Pflasterrolle weiß	2 €	500	18,18	1000 €	04,71	C
Mullbinde	1 €	1500	54,54	1500 €	07,06	B
Summe		2750	100,00	21250 €	100,00	

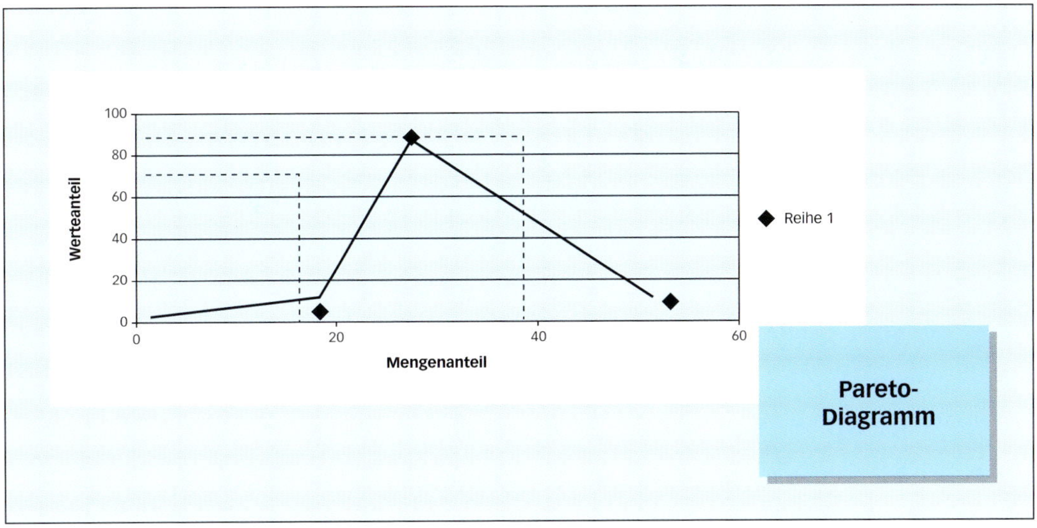

Abb. 29: Veranschaulichung der A-,B- und C-Güter im Behandlungspfad »Elektive Kardiologie«.

Ein Beispiel: Drei Verbrauchsgüter werden systematisch aus der Vielzahl der Verbrauchsgüter des Behandlungspfades »Elektive Kardiologie« herausgenommen und analysiert (Tabelle 11).

Der Femo-Stop als Verbrauchsgut könnte tendenziell ein so genanntes A-Gut sein. Für den Behandlungsprozess ist dieses Gut wichtig, da mit relativ geringem Mengenanteil (27 %) ein sehr hoher Wertanteil (88 %) erzeugt wird.

Einmal identifiziert, kann mit dieser Erkenntnis im interdisziplinären Kontext (Ärzte, Einkauf, QM etc.) weiter gearbeitet werden. Preisbeeinflussung (Preissenkung für das A-Gut) oder ein preiswertes Äquivalent zu diesem Produkt wäre z. B. eine nach dem Pareto-Prinzip abzuleitende Handlungsoption für die TeamPrimaryNurse mit ihrem Team und den Klinikstrukturen (z. B. Einkauf).

Es sei an dieser Stelle anzumerken, dass das Pareto-Prinzip mit seinem Diagramm auch in der Problemanalyse ähnlich wie ein FRAP angewendet werden kann. Problemkonstellationen mit hoher Relevanz (Werteanteil) und geringer Frequenz (Mengenanteil) wären so genannte »A-Problematiken«, die eine hohe Kundenprävalenz bzw. Kundenwirkung implizieren und hinsichtlich der Potential-/Prozessqualität eine große Bedeutung für die Qualitätsentwicklung und -sicherung haben.

4.3.2.3 Pflegerisches Leistungscontrolling

Dieser Aspekt des Case Managements ist ebenfalls wichtig, da u. a. für die Datenrückmeldung ein Teildatensatz zu entsprechenden Qualitätsindikatoren vorliegen muss. Um einen solchen Teildatensatz zu erzeugen, bedarf es der Ermittlung und Analyse von pflegespezifischen Daten. Genau diese Daten liefert ein Leistungscontrolling.

Aus der Pflegedokumentation, den Ergebnissen aus der Umsetzung der Praxisstandards in der Pflege (z. B. zur Dekubitusprophylaxe) und dem Case Controlling ermittelt und analysiert die TPN die spezifischen Daten und entwickelt bei Bedarf Instrumente für die Datengewinnung. Neben der Papierform bietet sich hier auch die EDV-basierte Dokumentation an. So können Statistiken zu pflege- oder teamspezifischen Fragestellungen abgeleitet werden. Ein effizientes Leistungscontrolling wäre gegeben.

Als Beispiel dient hier z. B. der Teildatensatz »Dekubitusprophylaxe« (Stand: 01.01.2005; BQS):

Tabelle 12: Teildatensatz »Dekubitusprophylaxe«.

	Bei Aufnahme	Bei Entlassung
1. Lagen ... ein oder mehrer Dekubital-Ulcera vor? 0 = nein 1 = ja	❑	❑
2. Anzahl der Dekubital-Ulcera	❑	❑
3. Wenn mindestens ein Dekubitalulkus vorlag: Gradeinteilung des höchstgradigen Dekubitalulkus (nach NPUAP 1989; *Seiler*)	❑	❑

Diese Leistungsdatenerfassung als **eine** Methode des Leistungscontrollings in der Pflege zeigt, wie wichtig die Umsetzung nationaler Expertenstandards ist.

Dementsprechend können weitere Kennzahlen für ein Leistungscontrolling verwendet werden: z. B. die Verweildauer eines Patienten pro DRG, die Rückkehr von Patienten mit derselben DRG innerhalb von vier Wochen, die Zielerreichung im Behandlungspfad aus pflegerischer Sicht, die pflegebezogenen Varianzen u. a. m. Eine ausgewogene und zielorientierte Steuerung könnte im Leistungscontrolling mit der Methode des Balanced Scorecard erreicht werden.

Literatur

Akinsanya, J. et al. (1997): Pflege nach Roy. Lambertus, Freiburg

Brodbeck, F. C., Frey, D. (1999): Gruppenprozesse. In: Frey et al.(1999): Arbeits- und Organisationspsychologie. Beltz, Weinheim

BQS (2005): Teildatensatz Pflege: Dekubitusprophylaxe ab 01.01.2005. BQS Bundesgeschäftsstelle Qualitätssicherung GmbH

Brücker, G. et al. (2000): Leininger, Neumann, Rogers, Roy – Ein Überblick. In: Unterricht Pflege, 4/00, Prodos, Brake

Bücker, Th. (2005): Operatives Pflegecontrolling. Schlütersche, Hannover

Bücker, Th. (2005b): Operatives Pflegecontrolling im Krankenhaus: pflegeökonomisches Handeln im DRG-System. Pflegen-Online, 08/2005, Schlütersche, Hannover

Corsten, H. (1995): Lexikon der Betriebswirtschaftslehre. 3. Aufl., Oldenbourg, München

DNQP (2002): Der Nationale Expertenstandard zur Dekubitusprophylaxe in der Pflege. DNQP, Osnabrück

Eichhorn, S. (1999): Profitcenter – Organisation und Prozessorientierung – Budget-, Prozess- und Qualitätsverantwortung im Krankenhaus. In: Eichhorn, S., Schmitt-Rettig (1999): Profitcenter und Prozessorientierung. Kohlhammer, Stuttgart

Ersser, S., Tutton, E. (2000): Primary Nursing. Huber, Bern

Fischbach, P., Spitaler, G. (2004): Balanced Scorecard in der Pflege. Kohlhammer, Stuttgart

Fließ, S., Reckenfelderbäumer, M. (2001): Controlling im Pflegemanagement. In: Kerres, A. et al. (2001): Lehrbuch Pflegemanagement II. Springer, Berlin

Josuks, H. (2003): Primary Nursing: Ein Konzept für die ambulante Pflege. Schlütersche, Hannover

Kamiske, G. F., Brauer, J.-P. (2002): ABC des Qualitätsmanagements. 2. Aufl., Hanser, München

Knebel, H., Schneider, H. (1991): Die Stellenbeschreibung. Sauer, Frankfurt

Landenberger, M. (2001): Pflege in Europa. In: Kerres, A., Seeberger, B. (Hrsg.)(2001): Lehrbuch Pflegemanagement II, Springer, Berlin

Meleis, A. I. (1999): Pflegetheorie. Huber, Bern

Marriner-Tomey, A. (1992): Pflegetheoretikerinnen und ihr Werk. Recom, Basel

Oberender, P., Zerth, J. (2003): Gesundheitsökonomie: Überblick und Perspektive. In: Kerres, A., Seeberger, B. und Mühlbauer, B. (2003): Lehrbuch Pflegemanagement III. Springer, Berlin

Roy, C. (1984): Introduction to Nursing – An Adaptation Model. Second Edition. Prentice-Hall, Englewood Cliffs, New Jersey

Rudhart-Dyczynski, A. (2003): Die Prozesse folgen dem Patienten – Prozessorientiertes Qualitätsmanagement im Krankenhaus und in Pflegeorganisationen. In: Blonski, H., Stausberg, M. (Hrsg.)(2003): Prozessmanagement in Pflegeorganisationen. Schlütersche, Hannover

Schreyögg, G. (1999): Organisation. 3. Aufl., Gabler, Wiesbaden

Schröck, R., Drerup, E. (1997): Pflegetheorien in Praxis, Forschung und Lehre. Lambertus, Freiburg

Schwaiberger, M. (2002): Case Management im Krankenhaus. Bibliomed, Melsungen

Thiele, G., Koch, V. (1998): Betriebswirtschaftslehre, Eine Einführung für Pflegeberufe. Lambertus, Freiburg

Thommen, J.-P., Achleitner, A.-K. (2003): Allgemeine Betriebswirtschaftslehre. 4. Aufl., Gabler, Wiesbaden

v. Schlippe, A., Schweitzer, J. (2003): Lehrbuch der systematischen Therapie und Beratung. Vandenhoeck & Ruprecht, Göttingen

v. Rosenstiel, L. (1992): Grundlagen der Organisationspsychologie: Basiswissen und Anwendungshinweise. 3. Aufl., Schäffer-Poeschel, Stuttgart

Wöhe, G. (2002): Einführung in die Allgemeine Betriebswirtschaftslehre. 21. Aufl., Vahlen, München

5 Umsetzung des Konzeptes im Rahmen der Organisationsentwicklung

5.1 Prozessbezogene Umsetzung nach Antoni

Mit dem Vier-Phasen-Modell nach *Grote* (vgl. auch *Olfert, Steinbuch* 2003:449) wird eine prozessbezogene und partizipative Umsetzung des Konzepts der Teamorganisation mit Primary Nursing nach *Antoni* (Kapitel 3) aufgezeigt. Die einzelnen Phasen (Vorphase, Diagnosephase, Entwicklungsphase und Stabilisierungsphase) werden getrennt dargestellt.

5.1.1 Setting

Die Umsetzung des Konzepts von einer Spartenorganisation zu einer innovativen Teamorganisation mit Primary Nursing wird mit einem modifizierten Drei-Phasen-Modell nach *Lewin* in Form eines *Vier-Phasen-Modells* nach *Grote* gezeigt, da dieses zirkuläre Prozesse und Partizipation sowie eine erfolgreiche Organisationsentwicklung zulässt.

Dieses *Grote*-Modell beeinflusst nicht nur die sichtbaren Aspekte der Organisation wie Prozesse und Strukturen, sondern auch die unsichtbaren Aspekte wie Sinnstrukturen, Werte, Einstellungen, Gefühlen, Normen und Beziehungen.

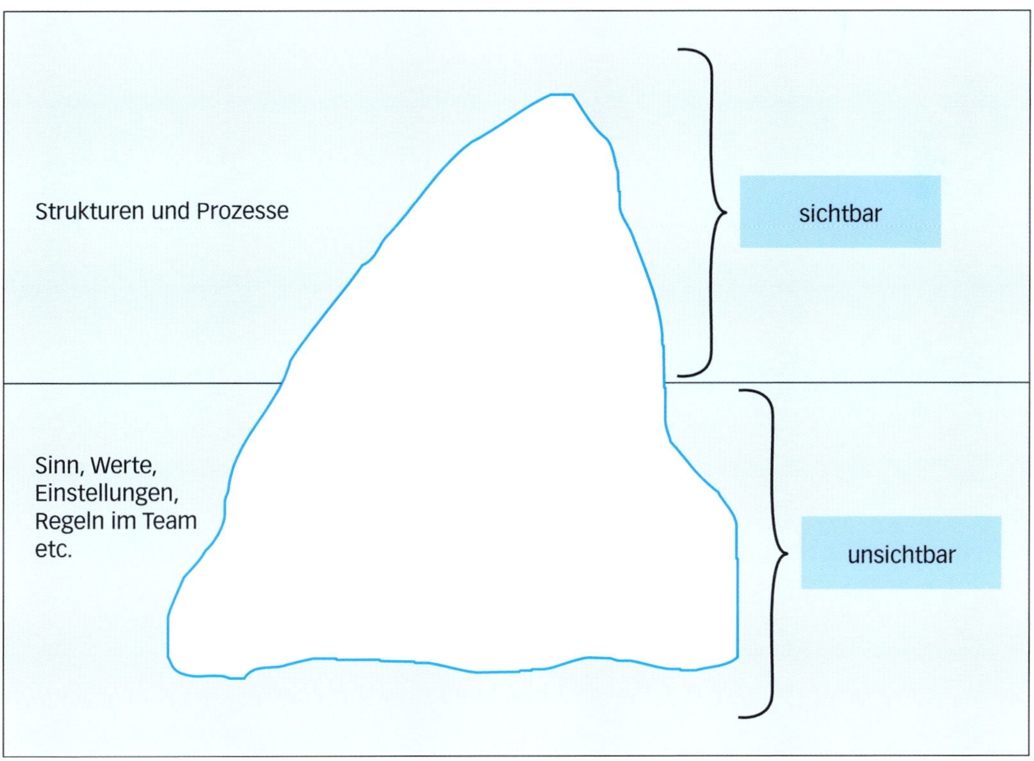

Abb. 30: Der organisatorische »Eisberg«.

»Tief liegende Strukturen« müssen verändert werden, um erfolgreich zu wirken. Abbildung 30 zeigt den »organisatorischen Eisberg« (vgl. *Graf-Götz*, *Glatz* 1998 zit. n. *Frömming-Ohmke* 2005:601): Die wahren Probleme verbergen sich – so kann man diese Metapher deuten – zu einem großen Teil unter der Oberfläche.

Ausschlaggebend für eine erfolgreiche OE-Maßnahme ist es, dass die unsichtbaren Aspekte, die weichen Faktoren wie Kommunikation, Vertrauen und Kultur in der Organisation (vgl. *Schmickl, Jöns* 2004) von der Veränderung auch erreicht werden.
Das Modell nach *Grote* greift diesen Ansatz auf. Elemente des Modells sind:

- Vorphase (Problemaufriss, Anlass),
- Diagnosephase (Ist – Analyse),
- Entwicklungsphase (Umsetzung), und die
- Stabilisierungsphase (Reflexion, Evaluation)

5.1.2 Vorphase

In der Vorphase der Organisationsentwicklung werden organisatorische Probleme oder der Anlass für Veränderungen von innen heraus (z. B. Klinikleitung), oder von außen (z. B. durch Berater) festgestellt.

Die Mitarbeiter einer Organisation sind schon in dieser Phase einzubinden, um ein Veränderungsbewusstsein, ein aktives Einbinden und die Motivation für Veränderungen betrieblicher Prozesse zu erzielen.

Das DRG-System, die Umsetzung von Qualitätsansprüchen sowohl medizinischer als auch pflegerischer Natur und die zunehmende Ökonomisierung zwingen Krankenhäuser zu einer Systemoptimierung bzw. einer Reorganisation im Rahmen einer Organisationsentwicklung. All dies wird von oben nach unten (Top-down-Ansatz) kommuniziert.

Beispielsweise informieren Geschäftsführung, Pflegedienstleitung, Verwaltungsleiter und Ärztliche Leitung über Intranet, hauseigene Post, innerbetriebliche Veranstaltungen u. a. m. die Mitarbeiter der Klinik darüber, dass die Klinik sich ändern muss (z. B. Teamstrukturen mit der Primary Nurse), wenn man im Wettbewerb bestehen möchte. Die Mitarbeiter werden von der Klinikleitung aufgefordert sich aktiv in dieses **Change Management** einzubringen.
In dieser Situation beschäftigen sich die Mitarbeiter mit nachfolgenden Fragen (vgl. *Doppler, Lauterburg* 2002, zit. n. *Frömming-Ohmke* 2005:602):

- Warum das Ganze?
- Wie soll das gehen?
- Was kommt auf mich zu?
- Was wird jetzt von mir verlangt – kann ich das überhaupt leisten?
- Werde ich dem neuen Modell gerecht?
- Ändert sich dadurch auch meine berufliche Perspektive?
- Kann ich meine Pläne weiterverfolgen oder muss ich sie aufgeben?

Diese Fragen müssen unbedingt aufgegriffen und behandelt werden. Nur über funktionierende Lösungsmöglichkeiten (und die gibt ja vor allem das Modell des TeamPrimary-Nursing her) gelingt es, die Teilnahme aller Mitarbeiter an den Veränderungsprozessen zu erzielen.

Auch wenn die von der Umstrukturierung betroffenen Mitarbeiter (hier: die pflegerischen Mitarbeiter in der Leitungsfunktion) in der Regel der Maßnahme eher skeptisch gegenüberstehen, werden sie gerade im Grote-Modell aufgefordert, gemeinsam mit den Leitungsverantwortlichen aktiv mitzuwirken.
An dieser Stelle werden verschiedene Bereiche identifiziert, die an der Reorganisation mitwirken.

Für jeden Bereich werden Arbeitsgruppen im interdisziplinären Kontext (Ärzte, Pflege, Technik etc.) gebildet, die dann im zweiten Schritt mit Hilfe eines externen Beraters die Diagnosephase angehen.

Beim Schritt der notwendigen Umsetzung einzelner Bereiche der Klinik in Profit- oder Cost-Center nehmen wir den operativen Bereich heraus und betrachten eine Disziplin: die Neurochirurgie. Das Arbeitsteam aus der Vorphase besteht hier aus Chefarzt, PDL und Verwaltungsleiter/Vertreter. Dieses Arbeitsteam, auch »Projekt-Team« genannt, ist nach *Lidke* in seiner Zusammensetzung erfolgreich, wenn es um die Akzeptanz der von dieser Gruppe erarbeiteten Lösungsvorschläge im Implementierungsprozess (vgl. *Lidke* 1995:187ff.) geht (vgl. auch Abbildung 31):

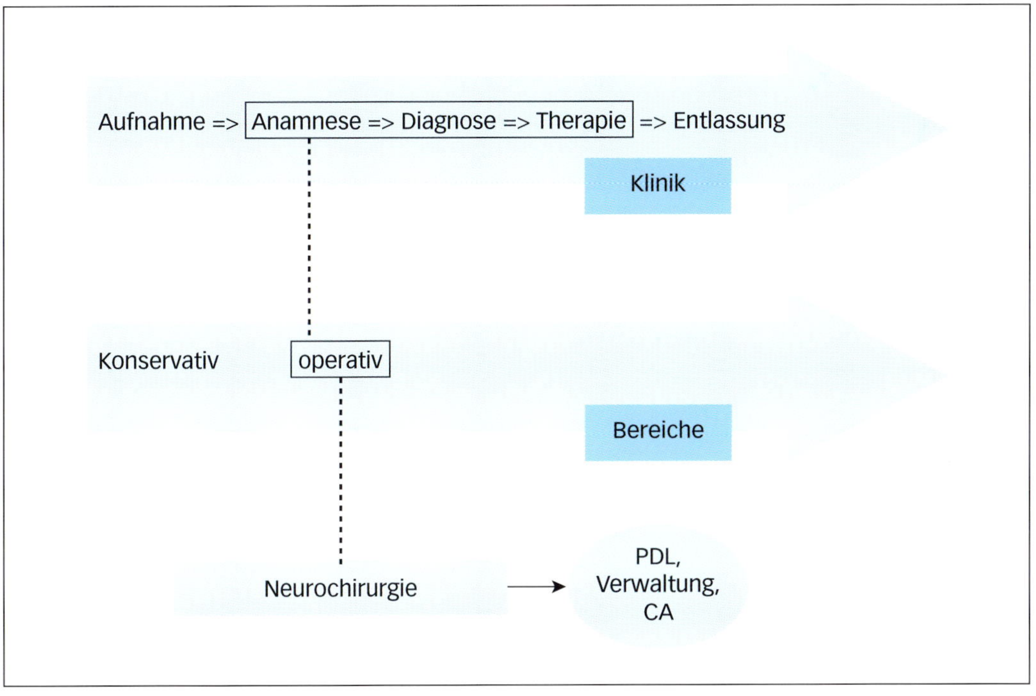

Abb. 31: Einteilung der Arbeitsgruppen nach dem Prozessmodell.

5.1.3 Diagnosephase

Die Diagnosephase dient der Erhebung des Ist-Zustandes sowie der Wirkungen und Konsequenzen der erwogenen Maßnahmen.

Datenquellen der Diagnosephase (vgl. *Olfert, Steinbuch* 2003:449, *Büssing* 2004:557, *Staufenbiel* 1999:510ff.) sind:
- Analyse von Interaktionen (Erleben und Verhalten)
- Arbeitsplatzbeobachtungen
- Befragung von Mitarbeitern
- Expertenwissen
- Dokumentenanalyse (Vorschriften, Organigramme, Stellenbeschreibungen etc.)
- Statistiken (DRG-Entgelte, Kosten pro DRG, Leistungszahlen etc.)
- Analyse der Rahmenbedingungen

Rahmenbedingungen, Expertenwissen und Statistiken sind wertvolle Datenquellen zur Analyse der Ist-Situation und möglicher Handlungsoptionen.

Wichtig, ganz besonders im Sinne einer erfolgreichen **systemischen Diagnose**, ist die Erfassung weicher Daten im Hinblick auf die **unsichtbaren Strukturen** (s. a. »Eisberg der Organisationsentwicklung«). Je besser die Organisations- oder Teamkultur, umso besser die Integration bzw. Umsetzung, andersherum: je besser das Verstehen und die Kohärenz der Gruppe, umso besser die Organisationsentwicklung zum TPN. Folgende Kenngrößen nach *Frömming-Ohmke* (2005:603) geben Aufschluss:
- Umgang mit dem Leitbild in der Klinik
- Stimmungslage
- Welche Riten, Gewohnheiten haben sich ausgeprägt?
- Wer wird als wichtig angesehen?
- Kommunikationsmuster unter Leitungen, in der Ebene der pflegerischen Mitarbeiter, untereinander
- Informationsweitergabe, -beschaffung, -vermittlung

Zur Ist-Situation kommen noch wesentliche Erkenntnisse von innen (Projektgruppe) oder von außen (Organisationsberater, Consulter) hinzu, die in die Diagnosephase mit einfließen.

5.1.4 Entwicklungsphase

Diese Phase ist die Veränderungsphase oder der Interventionszeitraum.

Auf Grund der Erkenntnisse aus der Diagnosephase (Ist-Analyse und Erkenntnisse aus Expertenwissen) wird eine Formulierung, Konkretisierung und auch Ausrichtung von

Veränderungszielen oder -schwerpunkten als Lösung des Organisationsproblems angestrebt (Soll-Vorgabe).

Sollvorgabe = Teamorganisation mit Primary Nursing innerhalb von Profit-Center-Strukturen

(Stationsleitungen → Primary Nurse, Abbau von Arztstellen)
(siehe auch Kapitel 2)

Die Projektgruppe entscheidet sich für die Umsetzung der Soll-Konzeption. Im Sinne einer partizipativen OE-Maßnahme werden nun auch die Stationsleitungen und deren Vertretungen von den Peripheriestationen in das Projektteam integriert. Denn diese Stellen der Stationsleitungen werden aufgehoben und modifiziert zu PN-Stellen. Ebenso sollen Arztstellen abgebaut werden. Die zu dem Center gehörende Operative Intensivstation behält die Stationsleitung. Alle Beteiligten Leitungskräfte werden informiert und in das Ad-hoc-Team (Steuerungsteam) eingebettet. Einige Vorteile (*Schmickl, Jöns* 2004, zit. *n. Frömming-Ohmke* 2005:604):

- Entwicklung einer Akzeptanz, Transparenz und Kohärenz durch die Zusammenarbeit im Team
- Förderung von Vertrauen und Vorbeugung von Widerständen
- schnelle und dichte Informationspolitik

Nach dieser Maßnahme werden konkrete Organisationsmaßnahmen nach Inhalt und Umfang sowie ein Zeitplan der Umsetzungen erstellt und in Abstimmung mit der Unternehmensleitung abgesteckt (OE-Projekt).

5.1.5 Stabilisierungsphase (Evaluation)

Die Organisationsentwicklung der Abteilung zu einer Teamorganisation mit Primary Nursing erfordert naturgemäß eine Evaluation und im Prozess selbst ein permanentes Controlling. Folgende Kriterien können u. a. dienlich sein (vgl. auch *Schmickl, Jöns* 2004, zit. n. *Frömming-Ohmke* 2005:605):

Äußere Strukturen und Prozesse (sichtbar)	• Optimale Prozessperformance durch geringere Fehlerrate und kürzere Prozessdurchlaufzeit • Bessere Einhaltung der DRG-Verweildauer • Weniger »Drehtüreffekte« • Höhere Patientenzufriedenheit • Senkung der Beschwerderate • Steigerung der Pflegequalität mit erhöhter Zielerreichung von gesetzten Indikatoren in der Pflege • Gewährleistung der pflegefachlichen Expertise durch Umsetzung nationaler Expertenstandards in der Pflege

Innere Strukturen und Prozesse (unsichtbar)	• Hat sich die neue Organisationsform TPN in den angestrebten Dimensionen verändert? • Fühlen sich die Mitarbeiter innerhalb der neuen Organisation ausreichend informiert? • Wie läuft die Kommunikation jetzt ab? • Schnittstellenprobleme? • Identifizieren sich die pflegerischen Mitarbeiter im TPN mit dem neuen Bereich? • Ist die Primary Nurse gleichberechtigtes Mitglied innerhalb der Teamorganisation?

5.2 Projektmanagement

Die Klinikleitung wählt zunächst einen Modellbereich aus, hier zum Beispiel den Bereich der Neurochirurgie. Für diesen Bereich wird ein Projektmanagement (Dauer: 24 Monate) aufgezeigt und durchgerechnet.

Projektmanagement: OE (Bereich alt → Teamorganisation mit Primary Nursing) **(Aktivitätenliste Umsetzung incl. Projekt (Prozess) – Rechnung i. R. des Grote-Modells)**	How to do?

Für das Projekt »Organisationsentwicklung Bereich (alt) zu einer Teamorganisation mit Primary Nursing (neu)« gilt folgende Berechnungsgrundlage:

Brutto – Personalkostenzuordnung ohne Sozialfaktor
(Berechnungsgrundlage nach z. B. BAT WEST 6/2004; Quelle:www.uni-tuebingen.de/uni/qqp/Verg-BAT-Euro.html)
Gegeben sei(en) folgende Person(en) mit folgenden fixierten Faktoren: 41 Jahre alt, keine Kinder,
38,5 Stunden/Woche (100 %-Stelle), Stellenzuordnung zur BAT-Gruppe sind beispielhaft:

Stelle(n)	**BAT-Gruppe**	**Grund-gehalt (€)**	**Orts-zuschlag (€)**	**Zulage (€)**	**Stunden-lohn (€)**
Chefarzt (CA)	I	4481,23	672,18	42,98	33,74
Oberarzt/Medizincontroller (MC)	Ia	3917,91	672,18	42,98	30,08
PDL/Abteilungsleitung/ Stationsarzt	IIa	3195,90	672,18	114,60	25,86
TeamPrimaryNurse (TPN)/ Arztassistent (Vorschlag)	III	2899,24	609,26	114,60	23,53
Stationsleitung	IVb	2304,62	609,26	114,60	19,67
Mitarbeiter Pflege (im Mittel)/ Sekretärin	Vc	1891,70	575,03	107,44	16,70

Tabelle 13: Durchführung eines kompletten OE-Projekts.

Vorphase		2 Monate			
1. Zwischenziel: Eine abteilungsbezogene Infoveranstaltung (Bereich Neurochirurgie) für alle betroffenen Mitarbeiter aus Pflege, Verwaltung und Medizin ist durchgeführt					
Aktivitäten	Wer?	Zeitfenster	Bezugsgröße	Personalkosten (€)	Sachkosten (€)
1.1 Anzahl der Teilnehmer ermitteln	• Pflegedienstleitung (PDL) oder Abteilungsleitung (AL) Pflege • Chefarzt (CA)		Besprechung je 15 min	006,465 008,435	
1.2 Räume, Stühle, Medien reservieren	PDL/AL		Telefonat 5 min	002,155	
1.3 Tagesordnung, Inhalte und Termin festlegen	• PDL oder AL und - CA		Besprechung je 30 min	012,990 016,870	
1.4 Einladungen schreiben und verschicken (hausintern)	Sekretärin i. A.		30 min	008,350	010,000
1.5 Inhalte, Präsentationen, Organisation der Infoveranstaltung sowie deren Ablauf planen und ausarbeiten	• PDL/AL • CA		Besprechung je 60 min	025,860 033,740	
1.6 Herrichten des Veranstaltungsraums am Veranstaltungstag (Stühle, Medien)	Sekretärin i. A.		60 min	016,700	
1.7 2 x Durchführung der Veranstaltung	• PDL/AL • CA • Sekretärin i. A.		Infoveranstaltung: 2 Stunden	103,440 134,960 066,800	
1.8 Teilnahme an der ersten Infoveranstaltung (Teilnehmer = Bereich alt) (an zwei Terminen)	• 4 Oberärzte • 15 Assistenzärzte • 8 MA mittlere Leitungsebene in der Pflege • 100 MA Pflege		Infoveranstaltung: 2 Stunden	240,640 775,800 3340,000	
1.9 Reflexion der Infoveranstaltung	• PDL/AL • CA		Besprechung 60 min	025,860 033,740	

▶▶

2. Zwischenziel:
Ein operatives Arbeitsteam für die OE-Maßnahme ist gebildet

Aktivitäten	Wer?	Zeit-fenster	Bezugs-größe	Personal-kosten (€)	Sach-kosten (€)
2.1 Teilnehmer des Arbeitsteams werden ermittelt	• PDL/AL • CA		Besprechung je 15 min	006,465 008,435	
2.2 Teilnehmer werden informiert und zur ersten Sitzung eingeladen	Sekretärin i. A.		Telefonat zu 15 min	004,175	
2.3 Inhalte, Präsentationen und Organisation der ersten Sitzung planen und ausführen	• PDL/AL • CA		Besprechung zu je 60 min	025,860 033,740	
2.4 Herrichten des Veranstaltungs-raums	Sekretärin i. A.		60 min	016,700	
2.5 Durchführung der Arbeitsteam-sitzung	• PDL/AL • CA • OE-Berater		60 min (OE 62,50/ Stunde)	025,860 033,740 125,000	
Summe (I)				**5132,78 €**	**10,00 €**

Diagnosephase		3 Monate			

3. Zwischenziel:
Eine Ist- Analyse/Strukturanalyse für den spezifischen Bereich (hier: z. B. die Neurochirurgie) liegt vor

Aktivitäten	Wer?	Zeit-fenster	Bezugs-größe	Personal-kosten (€)	Sach-kosten (€)
3.1a Leistungsdaten der letzten drei Jahre ermitteln	• PDL/AL • CA • MC		Je 8.0 Stunden (Statistiken)	206,880 269,920 240,640	
3.1b Anzahl der Fälle, Fallgruppen, CM, CMI und Varianzen (letzten 2 Jahre) ermitteln	• MC		2.0 Stunden	060,160	
3.2a Prozessanalysen mit Service-Blueprinting etc.	• PDL/AL (beherrscht die Methodik)		8.0 Stunden	206,880	
3.3 Dienstplangestaltung Ärzte/ Pflege erfassen	• PDL/AL • CA		Auswertung per Soft-ware je 2.0 Stunden	051,720 067,480	
3.4 Stellenplan und Qualifikations-profil erfassen (Ärzte/Pflege)	• PDL/AL • CA		Auswertung per Soft-ware je 2.0 Stunden	051,720 067,480	

▶▶

Aktivitäten	Wer?	Zeit-fenster	Bezugs-größe	Personal-kosten (€)	Sach-kosten (€)
3.5 Organigramm Bereich vorstellen	• PDL/AL • CA		Erstellen der Besprechung i. R. je 1 Stunde	025,860 033,740	
3.2b Mitarbeiterbefragung (Analyse von Erlebnissen und Verhalten)	• OE-Berater		5 Tage je 8.0 Stunden	2500,000	
3.2c Arbeitsplatzbeobachtung	• OE-Berater		5 Tage je 8.0 Stunden	2500,000	
3.6 Zusammenstellen der Ergebnisse PDL/CA	Sekretärin i. A.		2.0 Stunden	033,4000	
3.7 Zusammenstellen der Ergebnisse OE-Berater	OE-Berater		2.0 Stunden	125,000	
3.8 Interpretation, Analyse der Ergebnisse aus 3.1 bis 3.7 und Festlegung des OE-Konzepts (Teamorganisation mit Primary Nursing)	• PDL/AL • CA • OE-Berater		Je 2.0 Stunden Besprechung	051,720 067,480 125,000	
Summe (II)				**6685,08 €**	

Entwicklungsphase		18 Monate			
4. Zwischenziel: **Das Konzept der Teamorganisation mit Primary Nursing ist verabschiedet**					
Aktivitäten	Wer?	Zeit-fenster	Bezugs-größe	Personal-kosten (€)	Sach-kosten (€)
4.1 Präsentation inhaltlich und methodisch vorbereiten	PDL/AL (Konzept aus Perspektive der Pflege)		60 min	025,860	
4.2 Termin der Präsentation festlegen	• PDL/AL • CA		Je 15 min	006,465 008,435	
4.3 Raum, Medien organisieren	Sekretärin i. A.		Telefonat 5 min	001,392	
4.4 Einladung der Beteiligten (Teams)	Sekretärin i. A.		Rund-schreiben/ Telefonat 30 min	008,350	
4.5 Durchführung der Konzept-Präsentation	• PDL/AL • CA • OE-Berater		Konferenz 2 Stunden	051,720 067,480 125,000	

▶▶

Aktivitäten	Wer?	Zeit-fenster	Bezugs-größe	Personal-kosten (€)	Sach-kosten (€)
4.6 Diskussion moderieren	OE-Berater		30 min	031,250	
4.7 Anpassen des Konzepts nach dem Workshop	• PDL/AL • CA • OE-Berater		Konferenz im Anschluss 60 min	025,860 033,740 062,500	
4.8 Verabschiedung des Konzepts durch die KHS-Leitung	Direktorium (Pflegedirektor, Verwaltungs-direktor, Ärztl. Direktor)		i. R. der Leitungs-sitzung (Anteil = 15 min)	025,305	
5. Zwischenziel: Teamstrukturen mit Primary Nurses sind funktionsfähig					
5.1 Teams anhand der Beteiligten-analyse im Rahmen des Konzeptes zusammenstellen	• PDL/AL • CA		Auswahl-gespräch/ Konferenz 1 Stunde	025,860 033,740	
5.2 Hierarchische Strukturen festlegen	• PDL/AL • CA • OE-Berater		Je 60 min	025,860 033,740 062,500	
5.3 Aufgaben definieren und verteilen	• PDL/AL • CA • OE-Berater		Je 60 min	025,860 033,740 062,500	
5.4 Organisation (Planung, Einladung) einer Besprechung mit den Teams	• PDL/AL • CA		Je 15 min	006,465 008,435	
5.5 Durchführung der Besprechung mit den Teams/Aufgaben-einführung etc. (Konzeptrealisa-tion im Bottom-up-Ansatz)	• PDL/AL • CA • OE-Berater		5 x 2.0 Stunden (pro Team à 2.0 Stunden)	258,600 337,400 625,000	
5.6 Evaluation der Besprechungen	• PDL/AL • CA • OE-Berater		60 min	025,860 033,740 062,500	
6. Zwischenziel: Die Umsetzung des Konzepts »Teamorganisation mit Primary Nursing« ist erfolgt					
6.1 Teamschulung 5 x (Team = 1 Teamleader, 2 Assistenzärzte, 1 Arztassistent, 1 PrimaryNurse)	OE-Berater	2 Monate	5 Tage x 8.0 Stunden	5154,400 (5 Teams) 2500,000 (OE-Berater)	
6.2 Schulung zu Primary Nurses (5 Mitarbeiter)	OE-Berater	4 Monate	20 Tage x 8.0 Stunden	3764,800 (5 TPN) 10000,00 (OE-Berater)	

►►

Aktivitäten	Wer?	Zeit-fenster	Bezugs-größe	Personal-kosten (€)	Sach-kosten (€)
6.3 Teamentwicklung mit Supervision, Qualitätszirkelarbeit und Prozessbegleitung	• PDL/AL • CA • OE-Berater • 5 Teams	12 Monate	12 Tage/ Jahr x 8.0 Stunden	2482,960 3239,040 6000,000 12370,96	
6.4 Teamevaluation	OE-Berater		8.0 Stunden	500,000	
Summe (III)				**48647,22 €**	

Stabilisierungsphase		1 Monat			
7. Zwischenziel: Reflexion und Konsolidierung liegt vor					
Aktivitäten	Wer?	Zeit-fenster	Bezugs-größe	Personal-kosten (€)	Sach-kosten (€)
7.1 Analyse der Wirkungen	OE-Berater		8.0 Stunden	500,000	
7.2 Datenermittlung (Leistungsprofil)	• PDL/AL • CA • MC		Je 8.0 Stunden	206,880 269,920 240,640	
7.3 Vergleichsanalysen	PDL/AL (hat Methoden-kompetenz)		8.0 Stunden	206,880	
7.4 Ergebnissicherung/Evaluation	OE-Berater		8.0 Stunden	500,000	
7.5 Präsentation der Ergebnisse aus der Evaluation	• PDL/AL • CA • OE-Berater		2.0 Stunden (Konferenz)	051,720 067,480 125,000	
Summe (IV)				**2168,52 €**	

Das OE-Projekt kostet unter den gegebenen Variablen ca. 63.000,00 € pro Bereich einer Klinik.

5.3 Kostenanalyse

Wir nehmen die Datenbasis aus der Prozessrechnung und vergleichen nun den alten Bereich der Abteilung Neurochirurgie mit dem neu entwickelten Bereich der Teamorganisation mit Primary Nursing.

Beispielhaft sei die Abteilung Neurochirurgie gegeben mit 96 Betten, davon 3 Stationen à 24 Betten, 1 Intensiv/Intermediate-Station mit 24 Betten. Zwei Stellen für Assistenzärzte in der Intensivstation bleiben; fünf Teams werden gebildet. Ein Leistungsteam besteht aus dem Teamleader (Chef- oder Oberarzt), einer Primary Nurse (TPN), einem Arztassistenten und zwei Ärzten (Facharztanwärter). Im Modell:

1 Teamleader	**1 Primary Nurse**	**1 Arztassistent**	**2 Assistenzärzte**	**NEU**

Abb. 32: Modellstruktur TPN.

Das führt zu folgenden Berechnungen:

Tabelle 14: Kostenrechnung »alt« gegen »neu«.

Bereich »alt«: Liniensystem (1 – 4 – 15) (Personalkosten pro Monat in €)		**Bereich »neu«: Teamorganisation mit Primary Nursing (Personalkosten pro Monat in €)**		**Veränderungen**
1 Chefarzt	5196,39	1 Chefarzt	5196,39	
1 PDL/AL	3982,07	1 PDL/AL	3982,07	
4 Oberärzte	18532,28	4 Oberärzte	18532,28	
15 Assistenzärzte	59740,20	12 Assistenzärzte	47792,16	Abbau von 3 Stellen (Möglichkeit über Zeitverträge)
8 MA mittlere Leitungsebene in der Pflege	24227,84	2 MA mittlere Leitungsebene in der Pflege 5 MA als TeamPrimary Nursing	6056,96 18119,50	Abbau von 1 Stelle (innerbetriebliche Maßnahme, Rentenübergang)
2 Sekretärinnen	5148,34	2 Sekretärinnen	5148,34	
100 MA Pflege	257417,00	95 MA Pflege 5 MA als Arztassistenten	244546,15 18119,50	Umbau von 5 Stellen
	374244,12 €		**367493,35 €**	**– 6750,77 €**

Die Kostenanalyse (pro Monat, in €) lässt folgende Aussagen phasenbezogen zu:

Tabelle 15: Kostenanalyse.

t_0	**t_{0+y}**				**t_1**
Bereich »alt«	Organisationsentwicklungsmaßnahme (i. d. Summe = 62.643,60)				Teamorganisation mit Primary Nursing
	I	II	III	IV	
374.244,12	+ 5.142,78	+ 6.685,08	+ 48.647,22	+ 2.168,52	367.493,35

Abbildung 33 gibt diesen Sachverhalt wieder.

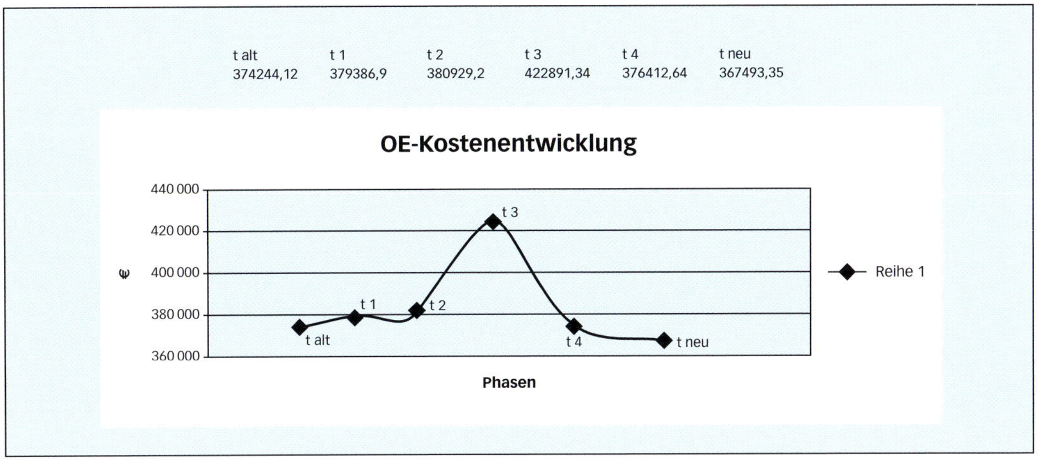

Abb. 33: Grafische Darstellung der Kosten.

Einige Aussagen können aus den Kostendaten und den Grafiken abgeleitet werden:

- Das Organisationsentwicklungsprojekt aufgrund der Berechnungsgrundlage kostet rund 63.000 € (überwiegend Personalkosten; Raumkosten, Medien etc. sind als gegeben betrachtet worden).
- Die Organisationsentwicklung vom alten Bereich hin zu einer Teamorganisation mit Primary Nursing führt zu einer Kostenreduktion von ca. 6750 € monatlich, im Jahr ca. 80.000 €.
- Das Konzept beinhaltet nur einen geringen Stellenabbau, der sozialverträglich zu regeln ist.
- Die Stellen »Arztassistent« und »TeamPrimaryNurse« werden in diesem Konzept höher gruppiert, z. B. in BAT III, was angesichts der Höherqualifizierung und der besonderen Aufgabenstellung angemessen erscheint.
- Das OE-Projekt ist auf zwei Jahre angelegt; die Mehrkosten steigen vor allem in der 3. Phase (Entwicklungsphase) signifikant an, fallen dagegen ab der 4. Phase auf eine deutlich niedrigere Plateauphase im Vergleich zur Beginnphase.

Literatur

Büssing, A. (2004): Organisationsdiagnose. In: Schuler, H. (2004): Lehrbuch Organisationspsychologie. 3. Aufl., Huber, Bern

DNQP (2000): Expertenstandard zur Dekubitusprophylaxe in der Pflege. DNQP, Osnabrück

Elke, G. (1999): Organisationsentwicklung: Diagnose, Intervention und Evaluation. In: Hoyos, C., Frey, D. (1999): Arbeits- und Organisationspsychologie. Beltz, Weinheim

Frömming-Ohmke, R. (2005): Fusionen erfolgreich gestalten – schritte für einen gelingenden Zusammenschluss. In: PrInterNET, hpsmedia, 11/05, CH-Mönchsaltorf

Groth, T. (1996): Wie systemtheoretisch ist »Systemische Organisationsberatung«? Lit, Münster

Josuks, H. (2003): Primary Nursing: Ein Konzept für die ambulante Pflege. Schlütersche, Hannover

Olfert, K., Steinbuch, P. A. (2003): Organisation. 13. Aufl., Kiehl, Ludwigshafen

Lidke, H.-D. (1995): Projektmanagement. 3. Aufl., Hanser, München

Picot, A., Korb, J. (1999): Prozessorientierte Organisation – Perspektiven für das Krankenhausmanagement. In: Eichhorn, S., Schmidt-Rettig, B. (1999): Profitcenter und Prozessorientierung. Kohlhammer, Stuttgart

Reichwald, R., Möslein, K. (1999): Organisation: Strukturen und Gestaltung. In: Hoyos, C., Frey, D. (1999): Arbeits- und Organisationspsychologie. Beltz, Weinheim

Staufenbiel, Th. (1999): Personalentwicklung. In: Hoyos, C., Frey, D. (1999): Arbeits- und Organisationspsychologie. Beltz, Weinheim

Thommen, J.-P., Achleitner, A.-K. (2003): Allgemeine Betriebswirtschaftslehre. 4. Aufl., Gabler, Wiesbaden

v. Rosenstiel, L., Bögel, R. (2003): Teamentwicklung. In: Kerres, A. et al. (2003): Lehrbuch Pflegemanagement III. Springer, Berlin

Zapp, W. (2002): Prozessgestaltung im Krankenhaus. Economica, Heidelberg

6 Diskussion

Das neue Konzept der Teamorganisation mit Primary Nursing im Rahmen einer systemischen Organisationsentwicklung im Krankenhauswesen beinhaltet mehrere Faktoren, die kritisch zu betrachten sind.

6.1 Nachteilige Faktoren

Primary Nursing im Teamkonzept ist für viele Akutkrankenhäuser zurzeit nicht praktikabel, weicht dieses pflegerische Konzept doch von vielen derzeit praktizierten Pflegesystemen hinsichtlich der Aufbau- und Ablauforganisation erheblich ab.

Sowohl viele Pflegedienstleitungen mit einer tradierten Fort- und Ausbildung zur PDL (ohne ein pflegebezogenes Studium) als auch die ärztlichen Leitungsebenen zeigen heute noch alte Denkmuster im linear- funktionalen und reduktionistischen Sinn. Beide sind wenig bereit, sich auf Neues und eben noch nicht überschaubares Terrain zu wagen, da auch hier die Eigeninteressen (Machterhalt, Steuerung von oben, Stellensicherung etc.) über den Interessen der Organisation Krankenhaus liegen.

Das Konzept des TeamPrimaryNursing fordert eine Lean Organisation heraus, über schlanke Strukturen eben Partizipation und Eigenverantwortlichkeit zu erreichen, wobei Mut, professionelle Führung und Vertrauen seitens der oberen Managementebene unabdingbare Voraussetzungen sind. Dieses zuzulassen, zu entwickeln und zu steuern fällt vielen Krankenhäusern aus o. g. Gründen schwer.

Des Weiteren darf nicht übersehen werden, dass dieses innovative Konzept angloamerikanische Wurzeln hat und im kulturellen Kontext nicht leicht 1:1 auf Deutschland übertragbar ist. Wir hinken in Deutschland bei Pflegewissenschaft und -management der Pflegepraxis mindestens zehn Jahre hinterher. Diesen Lernprozess kann man nicht so einfach in einer kürzeren Zeit nachholen. Ein solcher Entwicklungsprozess muss sich in allen Ebenen innerhalb der Pflege breit machen. Erst dann ist die Basis für Innovationen und Entwicklungen von Konzepten zur Umsetzung neuerer Pflegemodelle und Pflegesysteme gegeben. Deswegen wird eine Systemoptimierung neuerer Konzepte – mit den Blick auf die pflegerische Basis – auf Schwierigkeiten stoßen. Insofern ist man leicht versucht, im OE-Prozess auch mit der Bottom-up-Methode einzuwirken, um eine Langhaltigkeit und Effektivität zu erreichen.

Ein weiteres Manko könnte die Tatsache sein, dass eine Konzeptumsetzung – vorsichtig geschätzt – **mindestens** eineinhalb Jahre dauert. Vor allem im Hinblick auf eine Konzeptumsetzung der Teamorganisation mit Primary Nursing im Rahmen einer Organisationsentwicklung im systemischen Theorierahmen erfordert schon, die Tiefenstrukturen der zu verändernden Organisation zu erreichen. Nicht nur die Beeinflussung der äußeren Struktur (Handlungsebene), sondern die eigentlichen wesentlichen Strukturen und Prozesse im System, vor allem die Sinnstrukturen, sind zu verändern oder zu steuern. Erst hierüber wird ein OE-Erfolg sichtbar.

Dies geschieht nicht über einen kurzfristigen Projektauftrag, sondern über eine kontinuierliche Teamentwicklung nach vorheriger Schulung (Training). Wegen der bereits geschilderten Rahmenbedingungen lässt sich oftmals hektische und schnelle Betriebsamkeit in den Krankenhäusern beobachten. Es stellt sich die Frage, ob die Zeit für eine solche Systemänderung eingeräumt wird.

Hinzu kommt, dass bei Konzeptumsetzung unter Kostengesichtspunkten zunächst eine Kostenvermehrung hingenommen werden muss, bevor sich im Vergleich zum bisherigen System Einsparungen ergeben. Diese Einspareffekte sind zunächst nicht so gravierend, zeigen sich aber im weiteren Verlauf durch das neue, qualitativ hochwertige Organisationssystem ab (siehe Kapitel 5).

Entscheidend ist auch die Erkenntnis, dass das Primary Nursing mit einem Case Management eine hochwertige und gut bezahlte sowie qualitativ angepasste Stellenbesetzung notwendig macht. Ein pflegebezogenes Studium ermöglicht der Pflegeperson ein zielorientiertes, sinnhaftes, langanhaltendes Wirken als Primary Nurse, um den Anforderungen an dieser Stelle im Teamgefüge optimal gerecht zu werden.

Eine Modellierung von Stationsleitungen mit entsprechender Weiterbildung zu Primary Nurses erfordert nicht nur ein OE-Konzept, sondern auch eine lebenslange berufsbegleitende Weiterbildung zu einzelnen Aspekte der Primary Nurse, um eine auch innere Haltung zu erarbeiten. Diese innere Haltung, über die Verantwortung und pflegewissenschaftliches Know-how erst möglich werden, lassen die Primary Nurse im beruflichen Feld gleichberechtigt und erfolgreich im Team arbeiten.

Wie schwierig es sein dürfte, aus dem gegebenen Personal im Rahmen einer Personalentwicklung eine solche Entwicklung zu ermöglichen, zu steuern und aufrechtzuerhalten oder eben studierte Pflegende für ein TeamPrimaryNursing zu begeistern, ist bei den gegebenen Realitäten in deutschen Krankenhäusern wohl einsichtig.

6.2 Positive Faktoren

Das Konzept der Teamorganisation mit Primary Nursing ist **eine** Möglichkeit, personell adäquat und finanziell ressourcenorientiert im Sinne der Austarierung von Strukturen und Prozessen im Rahmen der Effizienz und Effektivität zu wirken.

Teamorganisation ist darüber hinaus im Prinzip die einzige Chance, eine wettbewerbsfähige Organisation unter dem Fokus der Leistungskomplexität und des Qualitätsniveaus zu entwickeln. Primary Nursing (PN) stellt ein adäquates Mittel da, damit die Pflege in der Lage ist, hochprofessionell zu arbeiten. Dieses PN ist in dem Konzept Teamorganisation einzubetten, wie aufgezeigt worden ist. Da ein Konzept für den Krankenhausalltag tauglich sein soll, ist immer eine operative Geschlossenheit in Hinblick auf die Aufbau- und Ablauforganisation zu beachten: ein Konzept mit Teamorganisation und Primary Nursing erfüllt diesen Anspruch.

Für die Pflege bietet PN die Möglichkeit, alte verkrustete Strukturen aufzubrechen, und das neue Berufsbild der Primary Nurse im Teamkonzept vorzustellen – als alternative Entwicklungsmöglichkeit für Pflegende im Vergleich zu herkömmlichen Karrieremustern.

Nicht unwesentlich ist auch die Tatsache, dass prozessbezogen die Umsetzung nationaler Expertenstandards in der Pflege nur dann gewährleistet wird, wenn adäquate Strukturen in den Krankenhäusern vorliegen. TPN ist so ein Konzept, in der über das gewährleistete Case Management die Erfüllung normativer Fachexpertise gegeben ist, auch unter dem Gesichtspunkt der Erfüllung einer qualitätssichernden Pflege nach BGB und SGB V und XI.

Unter Kostengesichtspunkten ist es nicht unerheblich, dass dieses Konzept bereichsbezogen kostensenkend ist. Höherqualifizierung, eine Aufgabenumschichtung und eine Höherbesoldung vor allem für die Pflege (TeamPrimaryNursing) steigert nicht das Ausgabevolumen, sondern senkt neben den Personalkosten auch die Krankenhausprozesskosten. Hier wird deutlich, dass vor allem die Gesamtkosten pro Fall und Fallgruppe unter der spezifischen DRG liegen müssen, wenn ein Krankenhaus in Zukunft überleben und sich adäquat entwickeln will. Dieses Konzept der Teamorganisation mit Primary Nursing mit der exzellenten Kostenstruktur ermöglicht ein solches DRG-adaptives Setting.

7 Resümee

Die heutigen Rahmenbedingungen fordern Systemoptimierungen: eine Möglichkeit hier ist die Teamorganisation mit Primary Nursing. Dieses innovative Konstrukt wurde beschrieben, die Geschlossenheit, der logische Aufbau und die herausragende Leistungstiefe (Kraft des Konzeptes) wurden dargelegt.

Dieses Konzept mit den Erkenntnissen aus der Diskussion (Kapitel 6) drängt sich dann auf, wenn lang anhaltende Veränderungen und ein Streben nach nicht nur kurzfristigen Erfolgen im Vordergrund der Managementbemühungen stehen. Mit dem Blick der lang anhaltenden und weitsichtigen Systemoptimierung im Krankenhauswesen – eine wettbewerbssichernde Ausrichtung soll beständig bleiben – bietet sich das TeamPrimaryNursing geradezu an.

Werden auch unter ökonomischen Gesichtspunkten die einzelnen Bereiche eines Krankenhauses in Profit- und Cost-Center unterteilt, so kann auch hier mit verschiedenen Systemen innerhalb der Centren gearbeitet werden.

Teamorganisation wird vor allem bereits in operativen Bereichen praktiziert. In den meistens ärztlichen Teams ergibt eine Modellierung zu einem interdisziplinären Team auch für die Pflegekräfte die Möglichkeit, neben den anderen Disziplinen adäquat und gleichberechtigt mitzuwirken. Ein Konzept für diese Umsetzung ist das Modell des Primary Nursing. PN innerhalb der Teamorganisation bedeutet TeamPrimaryNursing (TPN). Somit ließe sich in operativen Bereichen das TPN umsetzen, in anderen Fächern wäre eine Anpassung an das Modell des TPN notwendig.

Primary Nursing ist meiner Meinung nach die Lösung für die Pflege, vielen, vor allem pflegewissenschaftlichen Ansprüchen, Genüge leisten zu können. Die Umsetzung nationaler Expertenstandards, die Implementierung neuer wissenschaftlicher Erkenntnisse wie z. B. aus dem Evidence based Nursing und Konzepten aus der Arbeits- und Organisationspsychologie (z. B. Konzept der vollständigen Tätigkeit etc.) gelingt nur über ein Primary Nursing. Die Kopplung von PN mit der Teamorganisation ist in diesem Hinblick ein geschickter Zug der Anpassung an die gegebenen Realitäten mit den berufspolitischen und qualitätsorientierten Normen.

Register